当代中医外治临床丛书

肝胆疾病
中医特色外治340法

总主编　庞国明　林天东　胡世平　韩振蕴　王新春
主　编　刘静生　胡世平　姚沛雨　史亚祥　龙新胜

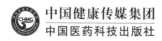

中国健康传媒集团
中国医药科技出版社

内 容 提 要

　　本书分为概论与临床应用两部分，概论部分简单介绍了肝胆病中医外治法的发展历程、常用外治法、中医外治法作用机制、如何提升中医外治法临床疗效及注意事项等内容，临床应用部分收录了 23 种肝胆疾病的外治法。全书内容丰富，资料翔实，适合相关专业各级临床医师、患者及家属阅读参考。

图书在版编目（CIP）数据

　　肝胆疾病中医特色外治 340 法 / 刘静生等主编 . — 北京：中国医药科技出版社，2021.5

　　（当代中医外治临床丛书）

　　ISBN 978-7-5214-2332-7

　　Ⅰ . ①肝… 　Ⅱ . ①刘… 　Ⅲ . ①肝病（中医）—中医治疗法—外治法 ②胆道疾病—中医治疗法—外治法 　Ⅳ . ① R256.4

　　中国版本图书馆 CIP 数据核字（2021）第 035652 号

美术编辑　　陈君杞
版式设计　　也　在

出版　**中国健康传媒集团** | 中国医药科技出版社
地址　北京市海淀区文慧园北路甲 22 号
邮编　100082
电话　发行：010-62227427　邮购：010-62236938
网址　www.cmstp.com
规格　$710 \times 1000\,\mathrm{mm}\,{}^1\!/_{16}$
印张　$13\,{}^1\!/_4$
字数　210 千字
版次　2021 年 5 月第 1 版
印次　2024 年 4 月第 2 次印刷
印刷　三河市万龙印装有限公司
经销　全国各地新华书店
书号　ISBN 978-7-5214-2332-7
定价　**39.00 元**

获取新书信息、投稿、为图书纠错，请扫码联系我们。

《当代中医外治临床丛书》
编委会

甘洪桥	艾为民	龙新胜	平佳宜	卢　昭
叶　钊	叶乃菁	付永祥	代珍珍	朱　琳
朱　璞	朱文辉	朱恪材	朱惠征	刘　辉
刘宗敏	刘建浩	刘鹤岭	许　亦	许　强
阮志华	孙　扶	苏广兴	李　松	李　柱
李　娟	李　慧	李　淼	李义松	李方旭
李玉柱	李正斌	李亚楠	李军武	李红梅
李宏泽	李建平	李晓东	李晓辉	李鹏辉
杨玉龙	杨雪彬	吴先平	吴洪涛	宋震宇
张　平	张　芳	张　侗	张　挺	张　科
张　峰	张云瑞	张亚乐	张超云	张新响
陈　杰	陈　革	陈丹丹	陈宏灿	陈群英
武　楠	岳瑞文	金　凯	周　夏	周克飞
周丽霞	庞　鑫	庞国胜	庞勇杰	庞晓斌
郑晓东	孟　彦	孟红军	赵子云	赵庆华
赵海燕	胡　权	胡永召	胡欢欢	胡秀云
胡雪丽	南凤尾	柳国斌	柳忠全	闻海军
娄　静	姚沛雨	钱　莹	徐艳芬	高言歌
郭　辉	郭乃刚	黄　洋	黄亚丽	曹秋平
曹禄生	龚文江	章津铭	寇志雄	谢卫平
靳胜利	鲍玉晓	翟玉民	翟纪功	

编撰办公室主任　　韩建涛

编撰办公室副主任　　王凯锋　庞　鑫　吴洪涛

本书编委会

主　编　刘静生　胡世平　姚沛雨　史亚祥
　　　　龙新胜

副主编　（按姓氏笔画排序）

　　　　王宏献　王凯锋　李昆仑　张　平
　　　　张景祖　赵庆华

编　委　（按姓氏笔画排序）

　　　　弓意涵　王伟丽　王红霞　付　凯
　　　　冯玉霞　冯群英　朱永钦　许　亦
　　　　李　淼　李玉红　李玉柱　位梦霞
　　　　张月涛　张亚乐　张俊杰　陈宏灿
　　　　罗华兵　院　博　徐敬江　唐亚辉

良工不废外治

——代前言

中医外治法是中医学重要的特色标志之一。在一定程度上讲，它既是中医疗法乃至中医学的起源，也是中医药特色的具体体现。中医外治法经历了原始社会的萌芽、先秦时期的奠基、汉唐时期的发展、宋明时期的丰富、清代的成熟以及当代的完善与发展。尤其是近年来，国家中医药管理局高度重视对中医外治法的发掘、整理与提升，并且将其作为中医医院管理及中医医院等级评审的考评指标之一，极大地推动了中医外治法在临床中的应用和推广。中医外治法与内治法殊途同归、异曲同工，不仅可助提临床疗效，而且可以补充内治法的诸多不足，故自古就有"良工不废外治"之说。因此，中医外治法越来越多地得到各级中医管理部门、各科临床一线医护人员的高度重视和青睐。

近年来，中医外治法的发掘、整理、临床应用研究虽然受到高度重视，但惜于这许许多多的传统与现代新研发的外治疗法散见于各个期刊、著作等文献之中，不便广之，尤其是对于信息手段滞后及欠发达地区的基层医务人员来说，搜集资料更加困难，导致临床治疗手段更是受到了极大的限制。为更好地将这些疗法推广于临床各科，更好地弘扬中医特色外治疗法，在上海高品医学激光科技开发有限公司、河南裕尔嘉实业有限公司的支持与帮助下，我们组织了全国在专科专病领域对外治法有一定研究的 50 余家中医医院的 260 余位临床专家编撰了这套《当代中医外治临床丛书》。本丛书以"彰显特色、简明扼要、突出实用、助提疗效"为宗旨，每册分为概论和临床应用两大部分。其中概论部分对该专病外治法理论基础、常用外治法的作用机制、提高外治临床疗效的思路与方法以及应用外治法的注意事项五个方面进行阐述；临床应用部分以病为纲，每病通过处方、用法、适应证、注意事项、出处、综合评按六栏对药物外治法、非药物外治法进行详细介绍。尤其是综合评按一栏，在对该病所选外治法进行综合总结分析的基础上，提出应用外治法的要点、心得体会、助提疗效的建议等，乃本书的一大亮点，为读者正确选用外治方法指迷导津，指向领航。本套丛书共分为内科、外科、妇科、儿科、五官科、皮肤科、男科、骨伤科、肛肠科、康复科十大类 20 个分册，总计约 300 万字。其中，书名冠以"××法"，实一方为一法。希望本套丛书的出版能为广大中医、西医、中西医结合临床工作者提供一套实用外治疗法参考书。

由于时间仓促，书中难免有不足之处，盼广大读者予以批评指正，以利再版时修订完善！

庞国明

2021 年 3 月

编写说明

中医肝胆病是临床常见病、多发病、危重病，与遗传、环境、生活方式、社会心理等诸多因素关系密切，严重威胁人类的健康与生活质量。中医药特别是中医外治法在治疗肝胆病方面，疗效显著。但在临床过程中，很多中医师往往非常重视中医内治之法，而忽视外治之法。中医外治法同样是以中医基础理论为指导，运用辨证论治理念，因人、因时、因地而施治。中医肝胆病外治法在治疗肝胆疾病方面，有其独特疗效，值得我们进一步挖掘、整理、创新。

近年来，中医药发展遇到前所未有的新机遇，肝胆疾病外治法在临床经验总结及实验室理论研究方面都取得了很大成绩。通过临床观察，肝硬化、腹水、肝癌、肝性脑病、胆囊炎等采用外治法治疗要比单用中药内服或西医治疗效果好。目前，运用中医外治法治疗肝胆病的临床研究很多，但真正全面、系统整理古今运用中医外治法治疗肝胆病的专著却少之又少。为此，我们通过查找古今文献，搜集、整理肝胆病外治法的资料，撰写了本书。本书分为概论与临床应用两部分，概论部分简单介绍了肝胆病中医外治法的发展历程、常用外治法、中医外治法作用机制、如何提升中医外治法临床疗效及注意事项等内容，临床应用部分收录了 23 种肝胆疾病的外治法。全书内容丰富，资料翔实，适合相关专业各级临床医师、患者及家属阅读参考。由于编者水平所限，难免有所疏漏，不足之处恳请同道批评指正。

编　者

2021 年 3 月

目　录

第一章

概论

第一节　肝胆病外治法的发展历程

中医外治法是中医学的一个重要组成部分，是一套独特的、行之有效的中医治疗方法。肝胆病外治法作为其中重要的一个分支，在我国人民几千年来治疗肝胆疾病中发挥了重要作用，展现了广阔的发展前景。兹将肝胆病外治法的发展历程，归纳为以下5个时期作一简述。

一、萌芽期（远古~春秋）

早在距今约50万年以前的远古时代，人兽共处，生活环境艰苦险恶，卫生条件极差，人类过着"巢穴而居"的生活。人们经常会因跌打损伤、碰撞扭挫而致疼痛肿胀，古人有意无意地在伤处用手压迫、抚摸，有些受损比较严重者得到了其他原始人同样的帮助，古人发现这些动作起到了散瘀消肿、减轻疼痛的作用，这便是最早的按摩术。火的发明，增强了人们征服自然的能力，变生食为熟食，扩大了食物的种类和来源，减少了疼痛的发生。火的发明还很快应用于医疗，如人们在围火取暖的同时，逐渐懂得用烧热的石块热熨局部可减轻或消除因寒湿引起的疼痛。用某些茎叶做燃料进行局部的温热刺激能治愈腹痛、腹泻等疾病，这就是最早的热熨法和灸法的来源。《殷墟·卜辞》中记载有不少的外治法史料，如针刺治病的卜辞有2条，艾灸治病的卜辞有5条，按摩治病的卜辞有5条。

总之，诸如按摩、热熨、贴敷等这些原始的治疗手法为抗御肝胆疾病，保障健康，延续人类生命，起到了重要的作用，这一时期可谓外治法的萌芽期。

二、形成期（战国~三国）

1973年底，马王堆三号汉墓出土了大量医药帛书，这是我国已发现的最早的临证医方类书，其中的《五十二病方》内容丰富，涉及内、外、妇、儿、五官各科疾病，共载有283方，其中外治方137方。外治方法有灸、熨、熏蒸、药浴、砭法、角法、按摩、手术以及香囊佩戴等10余种，如用"熬盐熨"使"寒汗出"以疗伤痛等。该书反映了西汉以前外治发展的情况，是以外治为主的一部古医书，对《内经》《伤寒杂病论》外治法治疗思想亦有启发。战国时期著名医家扁鹊，医术高超，除应用汤药治疗疾病外，还善于运用针灸、按摩、熨贴等方法治疗疾病。

《黄帝内经》是我国现存最早的比较全面系统阐述中医学理论体系的古典医学巨著。该著作对肝硬化腹水进行了详细的记载。《素问·腹中论》"有病心腹满，旦食则不能暮食，名为鼓胀"。《灵枢·水胀》"腹胀，身皆大，大与肤胀等也，色苍黄，腹筋起，此其候也"。其对鼓胀症状进一步描述，"足胫肿，腹乃大，其水已成矣，以手按其腹，随手而起，如裹水之状，此其候也"。表明腹部膨大如水囊一样，按之凹陷，随手而起。同时书中最早记载了腹腔穿刺放液术。腹水轻微时，可内服中药治疗；如果腹水比较严重，用药无效，出现气短、呼吸困难等症时，可以采用放腹水的方法。《素问·玉机真脏论》记载了中医外治法治疗黄疸，"病名曰脾风……腹中热，烦心出黄，当此之时，可按可药可浴"，其中提到的3种治法，有2种属外治，即按摩与药浴。医圣张仲景在运用中医外治法治疗肝病方面多有论述，如《伤寒论》"伤寒，腹满，谵语，寸口脉浮而紧，此肝乘脾也，名曰纵，刺期门"，等等。

三、发展期（晋、唐、宋、元）

此期为肝胆病外治的发展期，众多本草及方剂著作问世，给临床用药带来大量新创的经验，极大促进了中医外治学的发展。

晋代医家葛洪的《肘后备急方》着眼于临床急救，书中外治法占十分之三四。其"令爪其患者人中取醒"以治卒中的方法至今仍被群众掌握运用。

晋代皇甫谧的《针灸甲乙经》是最早的经络学专著，也是外治法的理论根基，其记载了胁痛的经络传变。根据胁部的经络循行，本经发生变动，则出现相关经络循行部位的病变。如《针灸甲乙经·卷之二·十二经脉络脉支别第一·上》:"胆足少阳之脉……是动则病口苦,善太息,心胁痛……胁、肋、髀、绝骨、外踝前及诸节皆痛""心手少阴之脉……是主心所生病者,目黄,胁满痛。"《针灸甲乙经·卷之六·五味所宜五脏生病大论第九》:"肝病者,两胁下痛引少腹。"《针灸甲乙经》还确立了针灸治疗胁痛的原则,如《针灸甲乙经·卷之七·阴衰发热厥阳衰发寒厥第三》"少阳之厥,则暴聋,颊肿而热,胁痛",其治疗"盛则泻之,虚则补之,不盛不虚,以经取之",体现了中医辨证论治的治疗原则。在胁痛的针灸治疗中,大部分采用毫针治疗,补其不足,泄其有余。在经筋病变所导致的胁痛中,均采用火针治疗,即"燔针劫刺",以温经散寒,通经活络。如《针灸甲乙经·卷之七·六经受病发伤寒热病第一·中》:"热病而胸胁痛,手足躁,取之筋间,以第四针针于四逆",邪客于筋,属肝经热病,用锋针治疗,以泄热出血,发泄侵入经络中的顽疾。

隋代巢元方所著《诸病源候论》列举了 6 种针对"积聚候"的导引法,分别为伸腰仰头法、侧卧吐纳法、左按右举法、正坐调息法、展臂仰掌法、张腹吸腹法。

唐代孙思邈的《备急千金要方》共 30 卷,其中 23 卷均有外治法的内容,一般将其列入每卷之后或列于某病内治法后作专门介绍,使医者便于检索。《备急千金要方》共收集医方 4500 多首,其中有 1200 余首外治方,运用了 50 多种外治方法,涉及内、外、妇、儿、五官、皮肤科各种病证。孙思邈在运用中医外治治疗肝胆病方面,多有记载,如"积聚坚满,灸脾募(章门)百壮"。《备急千金要方》还有对尿潴留患者以葱管作导尿器械,这是世界上最早应用导尿术的记载。

宋金元时期,中医学术思想处于百家争鸣时期,还出现了金元四大家。《丹溪心法》"十二经脉,上络于耳",创立了耳穴治疗肝胆疾病的先河。金元四大家之一李东垣曾明确指出"通则不痛",并确立了痛利之法,即所谓"痛随利减,当通其经络则疼痛去矣"。经络学说是中医外治法的根源,绝大部分的诊疗方法都是在此基础上加以改进。滑伯仁《难经本义》"阴阳经络,气相互贯,脏腑腹背,气相通应",这是现代拔罐疗法理论基础。《太平圣惠方》记载了用点烙法治疗积聚。

综上所述,从晋唐至宋元,这一时期中医外治方法得到了不断的改进与创新，中药外治法治疗肝胆疾病的应用范围进一步扩大。

四、鼎盛期（明清）

明代已将外治广泛应用于临床各科数百种疾病的治疗。《普济方》记载多条黄疸外治条文，尤以吹鼻法最为详尽，"治黄疸，面目爪甲皆黄，心膈燥闷。千金方一名瓜蒂散：瓜蒂、秫米、赤小豆（各二七枚），上治下筛，病重者，取如大豆二枚，着鼻孔中，痛缩鼻内，须臾当出黄汁，或从口中出汁升余则愈，病轻者如一次不瘥，间日复用"。李中梓用生姜、茵陈擦全身并配合口服治疗阴黄（《里中医案》），"脉细如丝，身冷如冰，口中不渴，此阴黄也。以姜汁同茵陈遍身擦之，服六君子加干姜、熟附、茵陈，应手而效"。《古今医统》常在患部采用贴敷疗法治疗肝脏肿瘤，所用的药物有二仙膏（明矾、雄黄）、三圣膏（石灰、大黄、桂心）、四圣膏（誉叶、独蒜、盐、穿山甲）、墟拍膏（大黄、朴硝）、水红花或子熬膏等。该书还将药物置肚兜中，裹肚，所用药物有檀香、沉香、丁香、丁皮、零陵香、马蹄辛、白芷、甘松、附子、乳香、察香等，和艾铺人肚兜中。《景岳全书》治积聚医案中有"用艾火灸章门十四壮，以逐散其结滞之胃气"。《寿世保元》以药熨疗法治疗"腹内有痞者"，所用药物有皮硝、千金贴痞膏、大蒜、木鳖子肉等。《医学入门》灸行间治痞块，并曰"灸一晚夕"，方"觉腹中响动是验"。《针灸逢源》创立以积块取穴，"痞之最坚处，或头或尾，或突或动处，但察其脉络所由者，皆当灸之"。李时珍的《本草纲目》是一部内容丰富、影响深远的医药学专著，辑录了大量古代文献，外治方药治疗肝胆病也占了很大比重。涂擦法最早见于《本草纲目》，"遍身黄疸：茵陈蒿一把，同生姜一块，捣烂，于胸前四肢，日日擦之"。《本草纲目》还记载有以雄鸡或乌骨鸡入药敷前胸以治疗肝病。明清时期脐疗法记载较为丰富，多以鲫鱼、麝香等入药。如王洪绪《外科证治全生集·香鲫膏》，"专治黄疸：乌背鲫鱼一尾，须活着，约重三四两，连肠杂鳞翅，入石臼内捣烂，加当门子三分，再捣匀，摊布上，贴肚脐眼上，次日取下，重者贴二三枚，贴后即有黄水流出为妙"。清代叶霖对胆囊疾病进行了论述，如《难经正义四十二难》载："西医言胆囊式如梨，附于肝右之小方叶中，贮青汁，乃回血入肝，感肝木之气化而成。入食后小肠饱满，肠头上逼胆囊，使其汁流入小肠之内……若胆汁不足，则精粗不分，粪色白结而不黄，胆汁过多，上呕苦涎，或下泄青泻，胆管闭塞，其汁入血，即病瘅黄矣。"

清代吴尚先进一步把中医外治法推向顶峰。他对外治法，尤其是内病外治学，在理、法、方、药等方面均有系统的阐述。其所著的《理瀹骈文》被认为是中医外治学大成之作，吴尚先本人则被尊为外治之宗师。吴氏于《理瀹骈文·略言》中曰："外治之理即内治之理，外治之药亦即内治之药，所异者法耳。医理药性无二，而神奇变幻。"吴氏此言说明外治与内治在理、法、方、药四要素中，理、方、药是相同的，而不同的只是法而已，即治法不同。在其著作中，详细记载了许多中医治疗肝胆病的外治方法。如《理瀹骈文》对脐疗法记载最为详尽，"治疸……南星，捣，置杯内扣脐上，起泡挑去泄水，如湿热甚者，田螺敷脐引下。……黄疸，用平胃散四两醋调敷脐"。吴尚先还最早载膏药法用治黄疸，膏方有四，金仙膏、散阴膏、行水膏及健脾膏，各有侧重，如散阴膏用治阴疸："阴疸，黄疸色暗，身冷自汗者，膏糁附子、干姜、茵陈末贴脐上，再用一料炒烫并缚"；行水膏则用于阳黄疸；健脾膏偏于黄疸属脾湿者；金仙膏篇中，论述更为详尽，并分阴阳论治。

以上这些中医名家、著作的问世，标志着中医外治法已经进入了一个鼎盛的时期。

五、复兴期（1949 年至今）

新中国成立以来，随着中医政策的贯彻落实，现代科学技术的进步，外治法也得到广泛应用和快速发展。与此同时，我国民族医药中的外治法也得到整理和应用。

对中药外治法的应用研究主要集中在两个方面。第一，对传统方法的继承。尹莲芳等以关氏肝保药袋（沉香、鳖甲、当归、白术、黄芪等 23 味天然中药组成）外敷肝区，共治疗慢性乙型肝炎 54 例，基本治愈 6 例，显效 21 例，有效 66 例，无效 7 例，有效率 93%。李研等以桃仁、当归、川芎、红花、鳖甲等中药用食醋调成糊状贴于章门、期门等穴位治疗慢性乙型肝炎患者 108 例，结果表明该方能较好地改善症状与体征，降酶、抗肝纤维化作用与西药对照组相比疗效具有显著性差异（$P < 0.05$）。第二，结合现代科学技术手段进行综合研究，使中药外治新方法、新器具、新剂型不断产生，如超声药物透入疗法、中药离子导入、红外线疗法等。中药离子导入法运用现代电子和药物透皮技术，融按摩、药疗、电疗于一体，在电流作用下，将具有疏肝行气、解毒化瘀、软坚散结的药液导入体内，进入血脉，输入全身而发挥作用，针对性地解决了当前肝病治疗中抗病毒、抗肝纤维化、提高免疫功能三大主要问题。

肝病治疗仪则是根据中医经络原理，结合现代电子优化设计技术，集针灸、按摩、电场、脉冲为一体的新仪器。

综上所述，新中国成立 70 多年来，中医肝胆病外治法以前所未有的速度向前发展，从理论到临床都得到了全面复兴，正朝着现代化道路向前迈进。

第二节 肝胆病常用外治法

一、药物外治法

1. 贴敷疗法

贴敷疗法是将药物加工成所需要的形状，放置于体表患处或相应的穴位上，通过肌肤吸收或借助穴位经络作用治疗疾病的一种方法。常用的贴敷剂型有药汁、药泥、药糊等。这些药物涂搽或放置到选好的穴位后，通过穴位或皮肤的吸收发挥药效。贴敷疗法广泛用于肝胆疾病，如《理瀹骈文》记载用丁香、茵陈适量煎汤取汁，搽胸前、四肢或周身，治疗黄疸病中的阴黄，汗出而愈，病愈停用。

方法要点

（1）按病选药：鲜品药物，可捣烂直接贴敷；干品药物研为细末，以醋、蛋清、蜂蜜及葱、姜、韭菜等汁，调糊备用。

（2）糊药时要让患者采取适当体位，然后固定药物。

（3）穴位贴敷：应按照脏腑所属不同经络辨证取穴，再进行贴敷。

（4）病变部位贴敷：根据近取原则在病变部位进行贴敷，以利于药物吸收。

（5）根据患者的年龄、体质及病情确定敷药的剂量和时间。

2. 敷脐疗法

敷脐疗法是选用适当药物制成一定剂型（粉、膏、糊）填敷脐中的一种外治方法。因为脐在胚胎发育过程中为腹壁最后闭合处，表皮角质层最薄，屏障功能较差，且脐下无脂肪组织，皮肤筋膜和腹膜直接相连，故渗透性增强，药物分子较易透过脐部的角质层，进入细胞间质，迅速弥散入血而通达全身。脐下腹膜还分布有丰富的静脉网，连接于门静脉，从而使药物得以经此捷径直达肝脏。本法用药少，简便易行，安全可靠。目前敷脐方法主要有填脐法、贴脐法、填贴混合法等，如《理瀹骈文》记载用中药饮片浓煎取汁，装瓶备用，用纱布或棉花蘸药汁，轻轻涂搽脐部，并炒药渣熨脐部，治疗黄疸中的阳黄、急黄。

方法要点

根据具体病证及治疗需要，选择适当的药物，制成一定的剂型进行贴敷。

（1）填药末：将所用药物研成细末，适量填在脐中，用胶布固定。

（2）填药糊：将药物研成细末，根据需要用温开水，或醋或酒或药汁等调为糊状，适量填在脐中，用胶布固定。

（3）填药饼：将所用药物捣烂如泥，做成饼状填在脐中，以胶布固封。

（4）贴膏药：将药物先制成膏药，然后再贴在脐部，用胶布固定。

（5）贴布膏：将大小适度的布膏直接贴于脐部，用胶布固定。

3. 中药灌肠疗法

中药灌肠疗法是将药液从肛门灌入或滴入肠道进行治病的一种外治方法。灌肠不受患者吞咽功能和上消化道的影响，吸收快，药效发挥迅速，既可治疗内科病，也可治疗外科疾病，对治疗肝胆疾病效果亦显著，可解除或缓解各种因虚证或实证引起的黄疸、肝硬化腹水、肝性脑病等。灌肠疗法最常用的方法是保留灌肠法和直肠滴入法。

方法要点

（1）保留灌肠法

①嘱患者先排净大小便，侧卧在床，以枕头垫高臀部，以便药液流入肠道。

②将灌肠筒依次接上橡皮管、玻璃接管和橡皮肛管。

③在肛管头上涂抹润滑油，放出管内温度较低的液体并排除管内空气。轻缓地插入肛门内10~15cm，使药液慢慢地灌入肠内。

④药液流完后，立即捏紧导管，稍停一下，然后慢慢将管从肛门内抽出。

⑤嘱患者留住灌入药液，不要随即排出。每次保留药液时间要在30分钟以上。

⑥每次灌入的药液量要因人而异，成人为200~300mL，儿童按年龄酌减每天1~2次，一般7~10天为1个疗程。

（2）直肠滴入法

直肠滴入法是将药液装入输液瓶，接上输液管，拔去头皮针，接上一次性导尿管，在导尿管前段涂上石蜡或其他润滑剂，插入患者肛门，松开输液器开关，药液缓慢地进入直肠内，待药液滴过莫非管后，操作者用右手将莫非管上端折叠并挤压莫非管，将药液全部挤入直肠内。

4. 穴位注射疗法

穴位注射疗法是将药物注入穴内、压痛点或反应点而产生效应的一种治疗方法。本法是将针刺与药物对穴位的渗透刺激作用结合在一起发挥综合效能。

方法要点

（1）患处皮肤常规消毒后，用无痛快速进针法，进针后上下缓慢提插，刺到反应点，探到酸、胀、麻等特殊反应后，再回抽针芯，如无回血即可注入药物。

（2）注射时应注意速度，一般以中速为宜，若是慢性病、体弱者，应该轻刺激缓慢注入；急性病、体质强者用强刺激快速注入。

（3）根据注入部位与穴位的不同，一次注入药液的容量亦不同。头面耳穴等处一般为 0.1~0.5mL，四肢及腰部肌肉丰厚处为 2~15mL。

（4）根据病情和药物浓度施以不等的刺激，或酌情增减，每个疗程为 10 次，根据注射量的多少和反应情况，一般每隔 1~3 天注射 1 次，每个疗程完毕后休息 1 周，再继续第 2 个疗程。

5. 足浴疗法

足被称为人体的"第二心脏"，它是人体上一块蕴含无限宝藏的神秘器官，而足掌这个狭小的空间却汇聚了身体的一半的经络。足为三阴经（肝、脾、肾）和三阳经（胃、胆、膀胱）之终，足部有 26 块骨头、66 个穴位，与五脏六腑有密切联系。中药足浴疗法是通过足部药浴，使药效通过穴位直达脏腑，并施以足部穴位按摩，以疏通经气、调理气血，达到疏肝理气、补血养肝、利水消肿功效的一种方法。

方法要点

（1）药浴：根据配方配制中药汤剂，并将温度控制在 40~50℃，患者把足浸泡在药液里 30 分钟。

（2）按摩：根据患者病情按摩足部相应穴位。

（3）叩击：用特殊工具叩击患者穴位 10 分钟，以促进血液循环。

6. 中药离子导入法

该法运用现代电子和药物透皮技术，融按摩、药疗、电疗于一体，在电流作用下，将具有疏肝行气、解毒化瘀、软坚散结的药液导入人体内，进入血脉，输入全身而发挥作用，针对性地解决了当前肝病治疗中抗病毒、抗肝纤维化、提高免疫功能三大主要问题。

方法要点

（1）将衬垫吸湿药物置患处，根据导入药物的极性选择电板，带负离子的药物衬垫放上负极板（黑色导线），带正离子的药物衬垫上放上正极板（红色导线）。隔上塑料薄膜，用沙袋加压固定，必要时绷带包扎固定，检查输出端电位调节器是否至"0"，再接通电源，根据治疗部位调节电流量，治疗 15~20 分钟。儿童不宜超过 10~15 分钟。

（2）做好解释工作，告诉患者治疗过程中可能出现的感觉以便配合治疗。检查设备处于使用状态，一个衬垫只供一个患者使用，衬垫上的药液要适宜。开关电流及调整电流应缓慢，避免产生过强刺激电流。治疗过程中不能离开患者，随时观察患者的反应及时调节合适的电流量，注意控制电流谨防电灼伤。

（3）检查治疗部位皮肤感觉有无异常、破损。如患者局部皮肤出现瘙痒、皮疹等皮肤过敏症状，可用皮炎平霜外涂局部，禁止搔抓，如有电灼伤可按烧伤处理预防感染。

（4）通电开始时，电位器要从"0"位开始，缓慢调增到预定的电流强度。一般局部电流不超过 40mA，全身电流量不超过 60mA，小部位电流量不超过 10mA，面部电流量不超过 5mA。治疗结束时，也要将电位器逐渐调至"0"位才关闭开关，以免患者受到突然通、断电的电击感。

7. 吹鼻疗法

此法最早见于《肘后备急方》卷二。治伤寒时气温病方第十三："比岁又有虏黄病，初唯觉四体沉沉不快，须臾见眼中黄，渐至面黄及举身皆黄，急令溺白纸。纸即如檗染者，此热毒已入内，急治之。若初觉，便作瓜蒂赤豆散，吹鼻中，黄汁出数升者，多瘥"。此法主要用于黄疸、黑疸，清代又用于阴黄。

方法要点

（1）以甜瓜蒂研粉分包，每包 0.1~0.15g，用时取 1 包分成 4~6 等份，于晨起空腹时每隔 20~30 分钟从两鼻孔各吸入一等份，每隔 5~7 天用 1 包，4 包为一疗程。

（2）在鼻疗用药前，应将鼻涕排除，清洁鼻腔，以利药物与黏膜充分接触，增加药物吸收和疗效。

（3）给药剂量和体积要适宜，不可过多，以免吸气时进入气管，造成窒息；亦不可过少，否则不能起到治疗作用。如雾化治疗时应注意调节喷雾的浓度，避免浓度过高造成呼吸困难。

（4）吹鼻法时不宜用力过大，患者口中可含水以预防药物不慎吸入气道，导致呛咳。选择适宜的体位尤其重要，患者通常采用侧卧位、坐位或半卧位。

8. 脐火疗法

脐是人体经脉的特殊部位，为任脉神阙穴，又为冲脉经过部位。任脉统全身之阴，督脉司周身阳气，任督经气相通，与冲脉一源三歧，内连五脏六腑，外合筋骨皮毛，故有"脐为五脏六腑之体，元气归藏之根"之说。脐火疗法是脐疗和火疗相结合的一种方法，通过"脐""火""药""蜡"四者共同协同作用，而达到祛湿退黄、健运脾胃治疗疾病的目的。

方法要点

（1）制作蜡筒：由草纸和白蜡加工而成，中间空心，高 5~7cm，直径 2~3cm。药饼临用时调制。

（2）用法：先将药饼置于脐部，取环形木板，内环直径 ≤ 7cm，套在药饼上，再将蜡筒置于药饼之上，正对脐中心，在上端点燃，自然燃烧，及时用镊子取下灰烬，防治烫伤，然后换第 2 根，7 根为一次量，每日上午治疗 1 次，连用 7 天，休息 2 天，15 天为 1 个疗程。

（3）治疗期间注意询问患者温度是否适宜，若患者感觉灼痛，应及时去掉，待患者感觉温度可耐受时再继续进行。治疗过程中提醒患者保持体位，以防蜡炷掉落烫伤皮肤。注意温度，防风保暖，施灸过程中避免直接吹风，若冬季天气寒冷，或室内温度不高，因患者治疗时要暴露腹部，为保暖，可给予患者腹部上置生物灯或红外线治疗仪照射，患者感觉温度上升后可取下。生物灯不宜太热，患者不觉寒冷即可，避免烫伤。

9. 中药塌渍疗法

中药塌渍疗法是将中药煎熬成汤汁，使发病部位浸泡其中，或用汤汁湿敷，以达到治病祛邪的治疗目的，属于中药外用熏洗疗法的一种，又可称湿敷法。具体说，塌是将饱含药液的纱布或棉絮湿敷患处，渍是将患处浸泡在药液中。药物直接接触治疗部位，祛除毒邪，达到治疗目的。中药塌渍是中药经皮肤给药系统方法的一种，与其他方法相比有不经过肝脏的首过效应、不刺激胃肠道、无需多次给药的独特优势，能迅速作用于组织器官，透过皮肤进入血液循环达到脏腑经气失调的病所，发挥药物"归经"和功能效应，起到"以气调气"的治疗作用。正如《医学源流论》曰："使药性从皮肤入腠理，通经贯络，较之服药尤有力，此至妙之法也。"中药塌渍疗法可用于肝炎、肝硬化、腹水等疾病，有明显疗效。

方法要点

（1）操作前注意室内温度适宜。患者取适当体位，暴露治疗部位，药物放在治疗部位，已进行治疗后患者不得随意移动体位，以防烫伤，或出现药物脱落污染患者衣物及床单。

（2）用正确严格的方法调制溻渍方，准确掌握药物剂量。

（3）及时观察患者的皮肤情况及病情变化，询问患者是否有不适情况，若患者感觉头晕、过热、心率过速等应及时采取对症措施。

（4）如患部有温热感觉障碍，或新鲜瘢痕部位时，应以小剂量并观察局部反应，以免引起烫伤。

（5）如果患者皮肤出现过敏，应立即停药，并给予抗过敏对症处理。

10. 中药熏蒸疗法

中药熏蒸疗法又叫蒸汽疗法、汽浴疗法、中药雾化透皮疗法，是以中医理论为指导，利用药物煎煮后所产生的蒸汽，通过熏蒸机体达到治疗目的的一种中医外治疗法。早在《黄帝内经》中就有"摩之浴之"之说。实践证明，中药熏蒸疗法作用直接，疗效确切，适应证广，无毒副作用，适用于各型肝炎引起的黄疸。

方法要点

（1）严格消毒，做到一人一消毒，防止交叉感染。

（2）熏蒸前让患者做好熏蒸前各项准备工作，如提前如厕、穿宽松衣服等。

（3）中药捣烂用纱布密封包好，置熏蒸机内，后躺熏蒸机，每次熏蒸30分钟。

（4）对某些年老体弱者及慢性病症状严重患者实施熏蒸治疗时，易导致虚脱、烫伤等不良事件的发生，在熏蒸时应密切观察。

11. 发疱疗法

发疱疗法，又名发疱灸，是采用具有强烈刺激性的药物贴敷某一特定点或穴位，使皮肤发疱的一种外治法。该疗法通过药物对穴位及患处皮肤的刺激和吸收作用，借经络的传导，以疏通经脉、行气活血、调节脏腑、协调阴阳，起到防病治病作用。发疱疗法一般选用白芥子研成细末，如有条件可采用新鲜草药，如毛茛、红景天、威灵仙、独头蒜、茅膏菜等，有的加入少许食糖拌匀同敷以减少刺激引起的疼痛。发疱疗法的效果多在贴敷后开始有刺感时产生，至发出水疱后，症状即逐渐减轻以至消失。发疱疗法常用于治疗病毒性肝炎、黄疸。

方法要点

先找准穴位，常规消毒，以甲紫溶液点记，剪小块胶布，中间剪一小孔，贴于选定穴位，小孔正对点记处，再将发疱之药物置孔中，上用较大的胶布覆盖贴紧固定。夏天 2~5 小时发疱，冬天 4~8 小时发疱。发疱一般不必挑破，可任其自然吸收，水疱较大可用消毒针头刺破，流出黄水，涂以甲紫液，用无菌敷料覆盖即可。

二、非药物外治法

1. 针刺疗法

针刺疗法是以中医理论为指导，运用针刺防治疾病的一种方法。针刺疗法在治疗肝胆病方面具有适应证广、疗效明显、操作方便、经济安全等优点，深受广大群众和患者欢迎。

方法要点

（1）进针法：左手爪切按压所刺部位或辅助针身，故称左手为"押手"；右手持针操作，主要是以拇、示、中三指挟持针柄，其状如持毛笔，故右手称为"刺手"。刺手的作用，是掌握针具，施行手法操作。进针时，运指力于针尖，而使针刺入皮肤；行针时便于左右捻转、上下提插或弹震刮搓。

①夹持进针法（又称骈指进针法）：夹持进针法是指用左手拇、示二指持捏消毒干棉球，夹住针身下端，将针尖固定在所刺腧穴的皮肤表面位置；右手捻动针柄，将针刺入腧穴。此法适用于长针的进针。

②舒张进针法：舒张进针法是指用左手拇、示二指将所刺腧穴部位的皮肤向两侧撑开，使皮肤绷紧；右手持针，使针从左手拇、示二指的中间刺入。此法主要用于皮肤松弛部位腧穴。

③提捏进针法：提捏进针法是指用左手拇、示二指将针刺腧穴部位的皮肤捏起，右手持针，从捏起的上端将针刺入。此法主要用于皮肉浅薄部位的腧穴进针，如印堂穴等。

（2）留针法：将针刺入腧穴行针施术后，使针留置穴内，称为留针。留针的目的是为了加强针刺的作用和便于继续行针施术。一般病证只要针下得气而施以适当的补泻手法后，即可出针或留针10~20分钟；但对一些特殊病证，如急性腹痛、破伤风、角弓反张、寒性、顽固性疼痛或痉挛性病证，即可适当延长留针时间，有时留针可达数小时，以便在留针过程中作间歇性行针，以增强、巩固疗效。

（3）出针法：在行针施术或留针后即可出针。出针时一般先以左手拇、示指按住针孔周围皮肤，右手持针作轻微捻转，慢慢将针提至皮下，然后将针起出，用消毒干棉球揉按针孔，以防出血。出针后患者休息片刻方可活动，医者应检查针数以防遗漏。

2. 艾灸疗法

艾灸疗法是使用艾绒制成的艾炷、艾卷，点燃后，在身体相应的穴位上进行熏灸，使温热性刺激通过经络腧穴作用而防病治病的一种方法。肝病特别是肝硬化的患者，属于虚寒的较多，艾灸可增强免疫力，促进腹水消退，具有增进食欲、促进消化功能的作用。

方法要点

（1）直接灸：直接灸是将大小适宜的艾炷，直接放在皮肤上施灸。若施灸时需将皮肤烧伤化脓，愈后留有瘢痕者，称为瘢痕灸。若不使皮肤烧伤化脓，不留瘢痕者，称为无瘢痕灸。

①瘢痕灸：施灸时先在所灸腧穴部位涂以少量的大蒜汁，以增加黏附和刺激作用。然后将大小适宜的艾炷置于腧穴上，用火点燃艾炷施灸。每壮艾炷必须燃尽，除去灰烬后，方可继续再灸，按规定数灸完为止。施灸时由于火烧灼皮肤产生剧痛，此时可用手在施灸穴位周围轻轻拍打，以缓解疼痛。在正常情况下，灸后3天左右，施灸部位化脓形成灸疮，1~2周灸疮自行痊愈，结痂脱落后而留下瘢痕。

②无瘢痕灸：施灸时先在所灸腧穴部位涂以少量的凡士林，使艾炷便

于黏附，然后将大小适宜的艾炷置于腧穴上，点燃施灸，当艾炷燃剩 2/5 或 1/4 而患者感到微有灼痛时，即可易炷再灸。按规定壮数灸完为止，一般应灸至局部皮肤红晕而不起泡为度。因其皮肤无损伤，故灸后不化脓，不留瘢痕。

（2）间接灸：间接灸是用药物将艾炷与施灸腧穴部位的皮肤隔开进行施灸，如隔姜灸、隔蒜灸、隔盐灸、隔药物灸等。下面介绍隔姜灸、与隔盐灸、隔药物灸。

①隔姜灸：将鲜姜切成直径为 2~3cm、厚 0.2~0.3cm 的薄片，中间以针刺数孔，然后将姜片放于应灸的腧穴部位或患处，再将艾炷放在姜片上点燃施灸。当艾炷燃尽，再易炷施灸。灸完所规定的壮数，以使皮肤红晕而不起疱为度。

②隔盐灸：用纯净的食盐填敷于脐部，或于盐上再置一薄姜片，上置大艾炷施灸。

③隔药物灸：将相应的药物研成粉末，调和做成直径约 3cm、厚约 0.8cm 的药饼，中间以针刺数孔，放在应灸腧穴或患处，上面再放艾炷施灸，直到灸完所规定的壮数为止。

（3）艾条灸：艾条灸是将艾绒用纸包裹卷成长圆筒状，一端点燃后，在施治部位进行熏灸，也可在艾绒中加入某些药物以加强疗效，如"雷火神针"。施灸的方法分温和灸和雀啄灸两种。

①温和灸：施灸时将艾条的一端点燃，对准应灸的腧穴部位或患处，距皮肤 2~3cm，进行熏灸。熏灸以使患者局部有温热感而无灼痛为宜，一般每处灸 5~7 分钟，至皮肤红晕为度。

②雀啄灸：施灸时，艾条点燃的一端与施灸部位的皮肤的距离并不固定，而是像鸟雀啄食一样，一上一下活动地施灸。

3. 耳穴压豆疗法

耳穴压豆疗法是用胶布将王不留行籽或其他药豆准确地粘贴在耳穴处，给予适度的揉、按、捏、压，使其产生酸、麻、胀、痛等刺激反应，以治疗疾病一种方法。

方法要点

（1）选取生王不留行籽或生白芥子、生莱菔子、六神丸等颗粒状药物，装瓶备用。

（2）将胶布剪成 0.5cm×0.5cm 的小方块，选择好穴位，进行耳穴探查，找出阳性反应点，用酒精棉球轻擦消毒。

（3）左手手指托持耳郭，右手用镊子夹取割好的方块胶布，中心粘好准备好的药豆，对准穴位紧贴压其上，并轻轻揉按 1~2 分钟。每次贴压 4~5 穴为宜，每日按压 3~5 次。

4. 推拿按摩疗法

推拿按摩疗法通过许多不同形式的操作方法刺激人体的经络穴位或特定部位。其中有的按捏为主，如按法、压法、点法、拿法、捏法等；有的以摩擦为主，如平推法、擦法、摩法、搓法、揉法等；有的以振动肢体为主，如拍法、抖法等；有的以活动肢体关节为主，如摇法、扳法、引伸法等。著名医家孙思邈十分推崇按摩导引，他在《备急千金要方》中提及："按摩日三遍，一月后百病并除，行及奔马，此是养身之法。"此法适用于肝炎、肝硬化引起的腹胀等。

方法要点

（1）摩法：用手的掌部和指腹在患部慢慢作往返直线抚摸，作用部位较浅，动作应轻巧灵活。

（2）按法：用掌心或掌根或双手重叠在一起有节奏地一起一落按压患部适当部位，注意用力要均匀适当。

（3）拿法：用手把适当部位的皮肤，稍微用力拿起来，叫作拿法，适用于肌肉丰满处或肩、肘关节部位。

（4）擦法：用手掌、大小鱼际、掌根或小指腹在皮肤上摩擦。使用上臂带动手掌，力量大而均匀，动作要连贯，使局部皮肤有灼热感。

（5）揉法：用拇指和四指相对方向揉动，手指不能离开皮肤，使该处的皮下组织随手指的揉动而滑动。

（6）搓法：两手掌相对置于患部，用力做上下和前后的搓动，动作宜协调轻快，双手用力要均匀、连贯。

（7）捻法：用拇指和示指螺纹面捏住患侧的手指等小关节部位做对称性反复交替的揉动。操作时动作宜加速、灵活。

（8）屈伸：一手握住患者肢体远端，另一手固定其关节部，顺着关节缓慢地做屈伸活动。屈伸幅度应根据病情而定，先小后大，逐步恢复到正常活动度。

5. 穴位埋线疗法

穴位埋线，是根据针灸学理论，将可吸收性外科缝线置入穴位内，利用线体对穴位的持续刺激作用，激发经气、平衡阴阳、调和气血、调整脏腑，以防治疾病的一种治疗方法。主要分为套管针埋线法、埋线针埋线法、医用缝合针埋线法 3 种。穴位埋线在治疗肝癌疼痛、呃逆等方面有明显疗效。

方法要点

（1）套管针埋线法：对拟操作的穴位以及穴周皮肤消毒后，取一段适当长度的可吸收性外科缝线，放入内有针芯的管型工具，用一手拇指和食指固定穴位，另一只手持针刺入穴位，达到所需的深度，当出现针感后，边推针芯边退针管，将可吸收性外科缝线埋植在穴位的肌层或皮下组织内。拔针后用无菌干棉球 (签) 按压针孔止血。

（2）埋线针埋线法：进针点皮肤消毒，施行局部麻醉，取适当长度的可吸收性外科缝线，套在埋线针尖后的缺口上，两端用血管钳夹住，一手持针，一手持钳，针尖缺口向下以 15°~45° 角刺入皮内。当针头的缺口进入皮内后，持续进针直至线头完全没入穴位皮下，再适当进针后把针退出。用无菌棉球止血，并用无菌敷料包扎，保护创口 3~5 天。

（3）医用缝合针埋线法：在穴位两侧 1~2cm 处，皮肤消毒，局部麻醉。一手用持针器夹住穿有可吸收性外科缝线的皮肤缝合针，另一手捏起两局麻点之间的皮肤，将针从一侧局麻点刺入，穿过肌层或皮下组织，从对侧局麻点穿出，紧贴皮肤剪断线头，放松皮肤，轻柔局部，使线完全进入皮下。用无菌棉球止血，并用无菌敷料包扎，保护创口 3~5 天。7~15 天一次，或根据病情而定，一般 4~6 次为一疗程。

6. 红外线疗法

红外线疗法亦称热射线疗法，是利用红外线照射人体来治疗疾病的方法，具有消炎、止痛、抗痉挛等作用。主要用于治疗肝癌、胆囊结石、胆囊炎等引起的疼痛。

方法要点

（1）治疗方法有全身及局部两种。治疗部的创面，应先行清洁处理。

（2）照射灯距一般为 20~60cm，以患者有舒适之热感为度。

（3）应用四肢或躯干电光浴时，光浴器两端应用毛毯或被单盖好。

（4）治疗中应随时询问患者感觉，观察局部反应。有汗液时应擦干，必要时可调整灯距。

（5）全身光浴后，让患者休息 10~15 分钟，再离开治疗室。

（6）每次治疗 15~30 分钟，1 次 / 天，10~20 次为一疗程。

（7）某些疾病治疗时，局部可加针刺或涂适当药液（如红花当归酊等）。

（8）禁忌证：感染性疾病、进行性消耗性疾病、有知觉障碍的部位、可能会引起内出血的疾病，等等。

（9）老人、乳幼儿、体力消耗殆尽的人、对热耐力很低的人等，都应减少时间。

第三节　外治法的作用机制

一、经络传导

经络是人体组织结构的重要组成部分，是沟通表里、上下的一个独特系统。外与皮肤肌腠相连，内与五脏六腑相连。用药物贴敷有关穴位，既有穴位刺激作用，又通过经络传导而起到纠正脏腑阴阳气血的偏盛偏衰、补虚泻实、扶正祛邪等作用以治疗疾病。如：在胸背部腧穴贴敷药物或发疱作咳喘病的预防及治疗；生地、南星贴敷太阳穴治麦粒肿；用蓖麻子、五倍子贴百会穴治胃下垂、子宫脱垂；用黄柏、大黄、栀子各等份，研为细末，用蜂蜜调为糊状，敷于期门穴，治疗肝炎。

二、皮肤透入

中药经皮肤给药的方法很多，如敷、贴、涂、搽、扑、熏、洗、浴、渍等。皮肤由表皮、真皮、皮下组织三层组成。一般的药物加入适量的赋形剂即能透过表皮从真皮吸收到人体里，因为真皮有 90% 是血管丰富的结缔组织，活跃的血液循环运转药物很快。皮肤给药的优点是避免药物对胃肠道和肝脏等的损害，同时也避免了胃肠道与肝脏对药物的影响，从而提高了药物的利用度。

三、黏膜吸收

从鼻、眼、口及前后二阴给药的，多从黏膜吸收。其方法如香囊、药枕（闻香治病），滴眼、含漱、刷牙、喷雾、塞肛、灌肠等。其作用机制是因为黏膜下血管非常丰富，动脉、静脉、毛细血管交织成网状，因此药物可以迅速从黏膜透入血管，进入全身血液循环。

例如肠道给药，其方法有直肠滴入法、保留灌肠、结肠灌注、直肠内气雾、中药直肠栓剂等。肠道给药，主要依赖药物溶于直肠分泌液中，然后透过黏膜而被吸收，吸收后的药物 50%~70% 通过直肠中静脉、下静脉、和肛管静脉绕过肝脏，直接进入大循环，从而避免"肝首过消除效应"。还有一部分药物吸收后，经过直肠上静脉，经门静脉进入肝脏代谢后再循环到全身。此外，直肠淋巴系统也是直肠吸收药物的另一途径。

第四节　提高外治法临床疗效的思路与方法

一、中药外治宜首当辨证

外治之理即内治之理，外治之药即内治之药。由此可见，坚持中医基础理论为指导，严格遵循辨证论治的原则，是提高中药外治临床疗效关键之所在。外治之宗吴师机强调指出，中药外治必须"先辨证、次论治、次用药"。并申明辨证有五：一审阴阳，二察四时五行，三求病机，四度病势，五辨病形，精于五者，方可辨证分明。辨证是施治的前提和依据，只有确定疾病的阴阳、表里、虚实、寒热之属性，抓住本质，把握病证的标本缓急，才能正确施治，达到预期效果。如黄疸一病，若症见身目小便黄染如橘子色，伴有口干、口苦，舌苔黄腻，脉滑数者，属湿热蕴结，当用茵陈蒿汤灌肠治疗；若身目黄染如烟熏，大便清稀，次数增多，属阴黄者，则选用温中祛寒药物脐火治疗为第一捷法。只有如此，才能使中药外治疗法有据可依、有法可循，取得相应疗效。否则虚实不辨、寒热不明、表里混淆、阴阳不分，不但难以奏效，反会有碍疾病的康复。

二、促进药物经皮肤吸收，是药物外治取效的关键

药物经皮肤吸收在中医外治法中，占有相当大的比重，举凡敷、贴、熨、搽、擦、洗浴、粉扑等法，皆是药物通过皮肤的吸收而发挥治疗作用。吴师机认为："人身八万四千毫孔，皆气之所由出入，非仅口之谓。"又云："草木之普英煮为扬液，实取其气而已，气与相中，变汤液而为薄贴，由毫孔以入之内，亦取其气之相中而已。从窍入，以气相感。昔人治黄疸用百部根放脐上，酒和糯米饭益之，以口中有酒气为度，又有用干姜、白芥子数脐者，以口辣去之，则知由脐而入，无异于入口中。"吴氏所言，道出了中医外治法药物经皮肤吸收的理论根据和实践验证。现代研究发现，人体

皮肤黏膜并不是绝对严密而无通透性的组织，它具有吸收外界物质的能力。药物经皮肤吸收的途径有三：即角质层、毛囊皮脂腺及汗管口。由于作为皮肤附属器的毛囊皮脂腺及汗管口的表面积仅占皮表面积的 1%，那么角质层就成为药物经皮吸收的重要途径。角质层就是皮肤表面的一个完整的半通透膜，又是一种限制扩散作用的障碍（因皮肤的屏障功能几乎全在角质层）。因此，如何增大皮肤的通透性，提高药物的经皮透入，是更好地发挥药效的关键。

三、因人因时因地制宜，是提升临床疗效的途径

中医学认为"天人相应"，大自然千变万化，寒暑交替，时刻都影响着人体的生理与病理，而人体本身又有禀赋、体质、性别、年龄的不同，以及生活习惯和环境等差异，因而运用外治疗法，就必须注意到自然因素和人的因素，即因时、因地、因人制宜。就是说，不但要区别老幼、男女、体质的强弱，而且要结合季节、气候、地域的不同，选择最佳的外治方法。

《素问·六元正纪大论》曰："用寒远寒，用凉远凉，用温远温，用热远热，食宜同法。"秋冬阴气充足时应该避免过用寒凉食物，春夏阳气旺盛时应避免过用温热食物。如同为肝炎，我们应该在夏季及冬季选用不同的中药，才能取得较好疗效。如吴师机治疗四时伤寒的伤寒通用方，春夏加石膏、枳实，秋冬加细辛、桂枝，就充分体现了这一精神。

我国地域辽阔，各地四季气候差异悬殊，因而在运用中药外治时，必须结合当地气候特点，确立相应的用药原则。《素问·异法方宜论》曰："东方之域，天地之所始生也，鱼盐之地，海滨傍水，其民食鱼而嗜咸，皆安其处，美其食。鱼者使人热中，盐者胜血，故其民皆黑色疏理，其病皆为痈疡……中央者，其地平以湿，天地所以生万物也众。……其治宜导引按蹻，故导引按蹻者，亦从中央出也。"《备急千金要方·卷一》亦曰："凡用药皆随土地所宜，江南岭表，其地暑湿，其人肌肤薄脆，腠理开疏，用药轻省。关中河北，土地刚燥，其人皮肤坚硬，腠理闭塞，用药重复。"西北高原地区，其民常年在风寒环境中生活，体质壮实，耐受攻邪，宜重用通降清热之品，如茵陈、栀子等。岭南地区炎热潮湿，容易耗气伤脾，则注

意健脾利湿，如山药、藿香、薏苡仁等。以上皆是因地制宜思想的体现。

因人制宜是指治疗疾病时不能孤立地看待病证，必须看到人的整体和不同人的特点，根据患者年龄、性别、体质、生活习惯等不同特点来考虑治疗用药的原则。以年龄不同为例，《素问·示从容论》指出："年长则求之于腑，年少则求之于经，年壮则求之于脏。"慢性肝胆疾病的临床用药与年龄有相关性。不同年龄的肝胆病患者，治疗用药应有所区别。青、中年人慢性肝病多见肝郁相关证候和肝胆湿热证，而老年人气血渐亏，中医证候多见虚证。在选用中药外治时，老年肝胆病患者的中药方多用健脾补肾、益气养血、滋阴生津之法，常用莲子、黄精、薏苡仁、茯苓、山药、百合、乌梅、阿胶、麦芽、枸杞等药物，慎用峻猛有毒的攻邪之品。青壮年肝胆病患者气血相对充盛，多用清热解毒、化痰散结、活血化瘀之法，常用茵陈、金银花、蒲公英等。

四、充分运用现代技术，提高临床疗效

随着科学技术的发展，一些新的仪器逐渐出现。肝病治疗仪就是根据中医经络原理，结合现代电子优化设计技术，集针灸、按摩、电场、脉冲为一体的高科技设备。其机制主要是通过该仪器的指套换能器，经过电脑自动提取患者的生物节律信息（心率信号），再经微电脑处理系统控制，发出与患者心律同步的近红外脉冲波与人体的生物节律产生能量共振，提高人体反应对光波的透过率，使肝区部位获得近红外波能量，改善肝细胞膜的通透性，使肝血窦的血流量增加。

五、多途径、多方法综合治疗效果更佳

许多外治方药既可外用又可内服，如治疗湿热黄疸，可用茵陈蒿汤中药口服，并同时用茵陈蒿汤中药灌肠以提高疗效。同时我们还可以用中药硬膏、灸法进行多途径治疗。肝病伴恶心、腹胀的患者可以外敷和穴位注射同时使用，以提升疗效。一些鲜草药可以绞汁内饮，药滓外敷。尤其在急危重症中，许多手法操作和外用药物、内服药物同时进行。

六、加强中医肝胆外治的实验研究，提高外治法的临床疗效

中医外治经过历代医家和现代临床的应用实践，已经积累了相当丰富的有效治法、方药，这些是我们现在继续发展研究外治的一个有利条件，而且外治方药组成相对简单，有的甚至只有一味药物，这非常有利于现代的实验研究。

第五节　应用外治法的注意事项

一、临床操作需要规范

中药外治疗法中，使用药物、给药途径、施药方法都数不胜数，甚至很多病证都需要使用多种治疗方法进行综合治疗，以达到提高疗效的目的。这就更需要临床严格遵守操作规范，在保证疗效的同时，也避免给患者增添不必要的痛苦。在操作前应做好所用物品的准备工作及严格的无菌操作以防止感染，操作完成后应注意观察患者的生命体征等情况，确定无异常情况后方可让患者离开。灸法及外敷疗法，应注意操作时间及保留时间，以及患者个人体质差异，注意局部皮肤的保护，防止过敏反应。中药熏洗治疗要注意患者治疗前的一般状况，掌握好治疗时间，避免晕倒和摔伤。针刺操作时要掌握进针的方向及进针的深浅。治疗结束后如出现拔针困难时不要强行拔针以避免断针。使用按摩导引方法时，按摩部位要准确，手法的力度要适中，避免引起患者的疼痛、不适甚至不良反应。

二、中医外治法应注重人文关怀

中国素有"人文学术之邦"的美称，人文关怀一直是中国传统医学的重要内涵。中医本身就是一门人文医学，每一个诊疗过程中都渗透着对人

的尊重、关怀。在中医外治法治疗过程中注重人文关怀，可有利于提升患者依从性，提高治疗效果。比如操作前充分评估患者心理状态、皮肤状况、对该项治疗的了解程度等，操作中注意遮挡，保护患者隐私，及时询问患者感受，操作后认真交代注意事项。比如热熨法，热熨过程中必须注意保持药袋的温度，低于40℃应及时更换或重新加热，以保证患者舒适，保证治疗效果。适时与患者进行语言交流，减轻患者的紧张、不安情绪。同时，注意观察局部皮肤颜色情况，询问患者对热感的反应，防止烫伤。一旦出现皮疹、瘙痒等症状应暂停使用，并对症处理。热熨过程中，注意保暖（夏天不宜使用空调）。热熨结束后嘱患者不宜立即洗澡，防止感冒。

第二章

临床应用

第一节 慢性乙型肝炎

慢性乙型肝炎是由乙型肝炎病毒（HBV）持续感染引起的肝脏慢性炎症性疾病，可以分为 HBeAg 阳性慢性乙型肝炎和 HBeAg 阴性慢性乙型肝炎。

1. 临床诊断

乙肝血清标志物 HBsAg 持续存在 > 6 个月提示 HBV 慢性感染。有肝炎症状、体征及肝功能异常者，可以诊断为慢性肝炎。临床上以肝功能、乙肝病毒定量、肝脏超声、甲胎蛋白（AFP）等来衡量乙肝的程度。本病常见症状为乏力、全身不适、食欲减退、肝区不适或疼痛、腹胀、低热，体征为面色晦暗、巩膜黄染，可有蜘蛛痣或肝掌，肝大，质地中等或充实感，有叩痛，脾大严重者，可有黄疸加深、腹腔积液、下肢水肿、出血倾向及肝性脑病。

2. 中医分型

（1）肝胆湿热证　胁肋胀痛，纳呆呕恶，厌油腻，口黏口苦，大便黏滞秽臭，尿黄，或身目发黄。舌苔黄腻，脉弦数或弦滑数。

（2）肝郁脾虚证　胁肋胀痛，情志抑郁，纳呆食少，脘痞腹胀，身倦乏力，面色萎黄，大便溏泻。舌质淡有齿痕，苔白，脉沉弦。

（3）肝肾阴虚证　胁肋隐痛，遇劳加重，腰膝酸软，两目干涩，口燥咽干，失眠多梦，或五心烦热。舌红或有裂纹，少苔或无苔，脉细数。

（4）瘀血阻络证　两胁刺痛，胁下痞块，面色晦暗，或见赤缕红丝，口干不欲饮。舌质紫暗或有瘀斑瘀点，脉沉细涩。

（5）脾肾阳虚证　胁肋隐痛，畏寒肢冷，面色无华，腰膝酸软，食少脘痞，腹胀便溏，或伴下肢浮肿。舌质暗淡，有齿痕，苔白滑，脉沉细无力。

一、药物外治法

（一）穴位贴敷

🥣 **处方 001**

柴胡、郁金、茯苓、白术、丹参、山楂、泽泻、川楝子、延胡索、白及、冰片、酒大黄。

【用法】上药共研细末，以蜂蜜调和。贴于双侧章门、期门、京门等肝胆经穴位，每日 1 次，30 次为 1 个疗程。

【适应证】慢性乙型肝炎肝郁脾虚证。

【注意事项】本散外敷后，如使用较久，少数患者局部皮肤可起红色皮疹作痒，停药即可逐渐消失。

【出处】《辽宁中医杂志》2008，35（1）：90–91.

🥣 **处方 002**

百草霜、凤仙子、凤眼草、菖蒲、生鳖甲、生地、补骨脂、桑螵蛸、当归、乳香、没药、生牡蛎、蜈蚣、桃仁、三棱、莪术、生大黄、水蛭、胆南星、生草乌、郁金、甘遂、全瓜蒌。

【用法】按照传统中药加工工艺制成膏剂，摊于 8cm×8cm 白棉布上，药膏直径 3cm，每块药膏重 3g。选取水分穴、肝炎穴（经验穴，位于右侧期门穴水平向右旁开 3cm）和右侧肝俞穴。先将局部皮肤用温水洗净，药膏在文火上烤化，稍凉后贴敷于所选穴位上。伴有脾大者加敷缩脾穴（经验穴，左侧期门穴向左平腋正中线交叉处）。每 5 天换药 1 次，2 个月为 1 个疗程。

【适应证】慢性乙型肝炎瘀血阻络证。

【注意事项】可能出现局部轻度皮肤瘙痒和红疹等过敏现象，涂用抗过敏药物可消失。

【出处】《河北中医药学报》2000，15（2）：7–11.

🥣 **处方 003**

茵陈 15g，栀子 15g，制大黄 5g，滑石 10g，黄芩 15g，虎杖 15g，射干

15g，连翘 15g。

【用法】将上述药物混合，烘干研末，用醋 100mL、蜂蜜 50mL 调至糊状备用。嘱患者取左侧卧位。取肝俞、期门、肝炎穴为主穴，做好皮肤准备后，用压舌板调药，将药物涂抹于患处，将药物厚度控制在 0.4cm 左右。涂抹完成后，应采用薄膜覆盖，确保药物能够被吸收及渗透，并防止药物外溢，提高药物吸收率。每次 20 分钟，每日 1 次，12 周为 1 个疗程。

【适应证】慢性乙型肝炎肝胆湿热证。

【出处】《临床医药文献杂志》2019，6（5）：151.

处方 004

当归 20g，肉苁蓉 30g，柴胡 20g，炒白术 20g，川芎 20g，香附 20g，白芥子 10g，吴茱萸 10g，木香 20g，乳香 10g，薄荷 10g，没药 10g，檀香 10g。

【用法】将上述药物混合，烘干研末，蜂蜜调至糊状备用。每次贴前洗净皮肤，肝俞、期门、足三里穴各贴 1 贴，每次贴敷 4 小时，隔天 1 次。24 周为 1 个疗程。

【适应证】慢性乙型肝炎肝郁脾虚证。

【出处】《内蒙古中医药》2015，（4）：92.

（二）发疱疗法

处方 005

巴戟天、虎杖、金银花、蜂房、蒜泥。

【用法】将上述新鲜药物捣至泥状，充分搅拌，取患者前臂内侧，取药 30g 沿着太阴肺经并靠近太渊穴进行贴敷，并使用略大于药物面积的保鲜膜将其覆盖，用辅料将其固定，经过数小时后贴敷部位会起水疱，贴敷 24 小时后将药物去除，使用碘伏进行消毒，用消毒针头将水疱刺破，使疱内液体流尽，待其自然愈合，每月 1 次，半年为 1 个疗程。

【适应证】慢性乙型肝炎肝胆湿热证。

【注意事项】贴敷治疗前，清洗手臂。注意预防感染。

【出处】《中医临床研究》2014，6（16）：116.

（三）脐火疗法

处方 006

黄芪、党参、白术、丹参、肉桂、薏苡仁、水蛭。

【用法】上述药粉加工为细粉，加水调和而成，饼为圆形，厚 1cm，再将药筒（由草纸和蜡组成，中间空心，高 7cm，直径 2.5cm）置于药饼之上，正对脐中心在上端点燃，自然燃烧，燃尽后换第二根，7 根为一次量，每日 1 次。3 个月为 1 个疗程。

【适应证】慢性乙型肝炎肝郁脾虚证。

【注意事项】少数患者会局部出现轻度皮肤瘙痒和红疹等过敏现象，涂用抗过敏药物或暂停后可消失。

【出处】《中医外治杂志》2008，17（3）：10–11.

处方 007

茵陈 30g，白术 30g，附子 30g，肉桂 15g，吴茱萸 30g，茯苓 30g，薏苡仁 30g，荞麦粉 100g。

【用法】将以上药物加工为细粉，加水调和做成圆饼形，厚 11cm，直径 5cm，置于肚脐上，另做一中间有孔的木板，外周直径 15cm，内孔直径 3cm，厚度 0.3cm，置于药饼之上，木板孔对准药饼中心，再将蜡筒（由草纸和蜡组成，做时先将蜡熔化，草纸做成中间空心，高 7cm，直径 2.5cm 的纸筒，将纸筒置于熔化的蜡中炸十余秒钟后取出晾干）置于药饼之上，正对脐中心，在上端点燃，自然燃烧，燃尽后换第二根，30 分钟为一次量，每日 1 次，1 个月为 1 个疗程。

【适应证】慢性乙型肝炎脾肾阳虚证。

【注意事项】少数患者会局部出现轻度皮肤瘙痒和红疹等过敏现象，涂用抗过敏药物或暂停后可消失。

【出处】《中医外治杂志》2013，22（6）：16.

（四）穴位注射

处方 008

黄芪注射液。

【用法】黄芪注射液穴位注射，选取足三里、阳陵泉、肝俞、脾俞，每日 1 次，每次选取单侧穴位注射 1~2mL，左侧和右侧交替注射，3 个月为 1 个疗程。

【适应证】慢性乙型肝炎肝郁脾虚证。

【注意事项】注射部位出现硬结或感染等立即停止注射。

【出处】《湖北中医杂志》2011，33（11）：15–16.

处方 009

香丹注射液。

【用法】患者采用坐位，屈膝 90°。取穴足三里：于小腿胫骨粗隆前外侧，外膝眼下 3 寸，距胫骨前嵴外一横指处。以示指指甲轻压"十"字记号，用 5mL 注射器抽吸香丹注射液 4mL，在标记处常规消毒后垂直快速进针 1.0~1.5cm，待患者感觉"得气"（患者有酸、麻、胀、重感）后，回抽无回血，将药液缓慢注入 2mL，注射完毕，拔出针头，按压针孔 3~5 分钟。同法将剩下的药物注入另一侧足三里穴。12 天为 1 个疗程（每周 6 天，周日休息）。

【适应证】慢性乙型肝炎瘀血阻络证。

【注意事项】严格规范操作，避免感染。

【出处】《中医临床研究》2017，9（20）：45.

处方 010

茵栀黄注射液。

【用法】茵栀黄注射液每天足三里穴位注射，穴位注射使用 6 号针头，进针后提插捻转，待患者有酸麻胀感后回抽针芯，无回血后注入茵栀黄注射液 1mL。10 天为 1 个疗程。

【适应证】慢性乙型肝炎肝胆湿热证。

【注意事项】严格规范操作，避免感染。

【出处】《实用中西医结合临床》2005，5（1）：37.

处方 011

苦参素注射液。

【用法】足三里穴位注射，1天1次，3个月为1个疗程。

【适应证】慢性乙型肝炎肝胆湿热证。

【注意事项】注射部位出现硬结或感染等立即停止注射。

【出处】《陕西中医》2012，33（1）：12-14.

（五）中药灌肠

处方 012

大黄、木香、槟榔、萹蓄、瞿麦、黄连。

【用法】上述药物煎煮至100mL，保留灌肠，每日1次，每次保留2~3小时，连续7天。

【适应证】慢性乙型肝炎肝郁脾虚证。

【注意事项】灌肠前，应嘱患者先排便，肛管粗细适合，药量适宜；灌肠操作时，手法宜轻柔，不易过快过猛。年老体弱、严重痔疮、下消化道出血患者不宜行中药直肠滴入；肛门、直肠和结肠等手术或大便失禁的患者不宜行中药直肠滴入。不能耐受或大便泄泻严重时停用。

【出处】《中西医结合肝病杂志》1998，8（4）：223.

处方 013

生大黄30g，煅牡蛎30g，虎杖20g，厚朴20g，枳实20g。

【用法】上述药物煎煮至100mL，保留灌肠15~20分钟，每周3次。

【适应证】慢性乙型肝炎肝胆湿热证。

【注意事项】灌肠动作轻柔，防止损伤肠道。

【出处】《辽宁中医杂志》2010，37（11）：2199.

处方 014

赤芍60g，厚朴、枳实各30g，生大黄、牡蛎、乌梅各15g

【用法】上述药物制成药液灌入患者肠道进行治疗，保留灌肠30分钟，每日 1 次。

【适应证】慢性乙型肝炎肝胆湿热证。

【注意事项】嘱患者放松，配合治疗。

【出处】《光明中医》2012，27（8）：1577.

（六）中药离子导入

处方 015

肝胆湿热证：茵陈、栀子、车前子、贯众、冰片。

处方 016

肝郁气滞证：柴胡、郁金、丹参、川芎、蒲黄、五灵脂、赤芍、白芍、生甘草、冰片。

处方 017

瘀血阻络证：当归、川芎、丹参、三棱、莪术、生牡蛎、土鳖虫、赤芍、生甘草、冰片。

【用法】共研细末，用醋调为糊状敷于肝区或（和）脾区，离子导入机采用 LF-2 型多功能药物导入电疗仪。每次 30 分钟，每日 1 次，30 天为 1 个疗程。

【注意事项】①开关电流及调整电流应缓慢，避免产生过强刺激电流；②治疗过程中不能离开患者，随时观察患者的反应及时调节合适的电流量，注意控制电流谨防电灼伤；③检查治疗部位皮肤感觉有无异常、破损，如患者局部皮肤出现瘙痒皮疹等皮肤过敏症状，可用皮炎平霜外涂局部，禁止搔抓，如果发生直流电灼伤，局部外用 2% 龙胆紫或湿润烧伤膏，注意预防感染即可；④通电开始时，电位器要从"0"位开始，缓慢调增到预定的电流强度。一般局部电流不超过 40mA，全身电流量不超过 60mA，小部位电流量不超过 10mA；⑤治疗结束时，也要将电位器逐渐调至"0"位才关闭开关，以免患者受到突然通、断电的电击感；⑥肝区或脾区局部皮肤红肿、起疱、硬结，应停用。

【出处】《中医外治杂志》1998，7（3）：16.

二、非药物外治法

（一）针刺

处方 018

肝郁气滞型：针太冲、阳陵泉、足三里等穴，针用泻法，腹胀加膻中、中脘、天枢；呕恶加内关。

处方 019

肝胆湿热型：针太冲、阳陵泉、足三里、至阳等穴，针用泻法。

处方 020

肝肾阴虚型：针太冲、三阴交、侠溪，针用补法，腰酸、耳鸣配肾俞。

【操作】以上三型均留针 20 分钟，每 5~10 分钟捻针 1 次，每日针 1 次，15 天为 1 个疗程。

【注意事项】针刺处尽量保持清洁干燥，避免伤口感染。凝血功能差者禁用。

【出处】《中国冶金工业医学杂志》2009，26（1）：50-51.

（二）温针灸

处方 021

主穴：中脘、气海、双侧足三里、双侧阳陵泉。配穴：双侧曲池、合谷、三阴交。

【操作】采用 0.35mm×50mm 毫针直刺 30~40mm，得气后施平补平泻手法，留针 30~40 分钟，每隔 10 分钟行针 1 次。取陈艾绒枣核大裹针尾处点燃，依病情灸 5~7 壮，以知热、局部皮肤潮红为度。每日 1 次，15 次为 1 个疗程。休息 3~5 天继续第 2 个疗程。

【适应证】慢性乙型肝炎肝郁脾虚证。

【注意事项】针刺处尽量保持清洁干燥，避免伤口感染。凝血功能差者禁用。

【出处】《山西中医学院学报》2009，10（6）：33-34.

（三）艾灸

处方 022

百会、涌泉（双侧）、三阴交（双侧）、阳陵泉（双侧）和神阙。

【操作】患者取坐位或卧位，暴露足部至小腿部。百会、涌泉、三阴交、神阙采用温和灸法，阳陵泉用雀啄灸法，均以皮肤温热发红为度，切忌烫伤皮肤，每穴约 10~15 分钟。每日 1 次，艾灸 5 日后间歇 2 日为 1 个疗程。

【适应证】慢性乙型肝炎脾肾阳虚证。

【注意事项】均以皮肤温热发红为度，切忌烫伤皮肤。

【出处】《中国肝脏病杂志》2016，8（2）：123-126.

（四）隔姜灸

处方 023

中脘 + 内关或中脘 + 足三里。

【用法】隔姜灸，每次 2 个穴位交替治疗，每日 1 次，每穴灸 1 壮，疗程 4 周。

【适应证】慢性乙型肝炎脾肾阳虚证。

【注意事项】均以皮肤温热发红为度，切忌烫伤皮肤；若艾灸部位烫伤或起疱时立即停止，须注意防止感染。

【出处】《云南中医中药杂志》2011，32（6）：74.

（五）隔药物灸

处方 024

脐部。

【用法】黄芪、党参、白术、丹参、肉桂、薏苡仁。上述诸药加工为细粉，加水调成药丸，大小与肚脐相当。药丸置于脐部，艾条一端点燃，使艾条燃烧端垂直于脐正上方 2~3cm 处施灸，时间 20~30 分钟，以温热能耐受为度，避免烫伤，每天 1 次，1 个月为一疗程。

【适应证】慢性乙型肝炎脾肾阳虚证。

【注意事项】均以皮肤温热发红为度，切忌烫伤皮肤；若不慎灼伤皮肤，致皮肤起透明发亮的水疱立即停止，须注意防止感染。

【出处】《光明中医》2013，28（2）：368-369.

（六）耳穴压豆

处方 025

主穴：耳神门、交感点。配穴：心、肝、肾、脾、胃点以及耳背后失眠穴、双手内侧的内关。取坐位，每次双耳共用，治疗时选取贴压。

【操作】用耳穴探测仪器或用火柴梗按压，找到所取穴位敏感点。用75%乙醇棉球常规消毒，然后将已准备好的柏子仁耳穴贴（取10mm×10mm左右的医用胶布将柏子仁置于中间）对准敏感点贴于耳部穴位，并轻轻按揉1分钟左右，而后嘱患者每日按揉3~5次，以加强对穴位的刺激。4天换贴1次，4次为1个疗程；对耳背后失眠穴及双手内侧的内关进行按压，每日3~5次，每次5分钟，16天为1个疗程。

【适应证】慢性乙型肝炎。

【注意事项】贴压耳穴应注意防水，以免脱落；夏天易出汗，贴压耳穴不宜过多，时间不宜过长，以防胶布潮湿或皮肤感染；耳郭皮肤有炎症或冻伤者不宜采用；对过度饥饿、疲劳、精神高度紧张、年老体弱、孕妇按压宜轻，急性疼痛宜重手法强刺激；习惯性流产者慎用。

【出处】《上海护理》2011，（11）6：31-33.

（七）刮痧

处方 026

主经取督脉、肝经、膀胱经，配经取胃经、肺经、胆经、心包经。

主穴取大椎、至阳、太冲、行间、肝俞、胆俞、脾俞、胃俞；配穴取足三里、中府、阳陵泉、内关、后溪、涌泉。

【操作】先刮督脉，以平补平泻法为主，对应的大椎、至阳泻阳热之邪；继刮膀胱经，体质尚可的适用泻法，次则减之，对应的肝俞、胆俞、脾俞、胃俞穴位加强刮拭，以出痧排毒为目的，肝俞、胆俞泻肝胆之郁热，以出透痧为度；再平补平泻刮肺经、心包经；接着平补平泻刮胃经、胆经，最后补刮肝经。泻法取足三里、脾俞、胃俞健脾利湿和胃化浊；补法取内关、太冲疏泻肝气；行间清泻阳明与肝胆之邪热；阳陵泉疏理少阳气机；后溪治脾失健运而致纳差腹胀；每退完痧刮拭 1 次，后无痧可出则每天 1 次。

【适应证】慢性乙型肝炎。

【注意事项】治疗过程中皮肤破损者，立即停用；皮下出痧不消退者，停用。

【出处】《江西中医药》2011，（12）：37–38.

综合评按：西医药在抗病毒、保肝方面有一定的优势，而对乙肝诸多症状，效果欠佳。中医外治法以中医整体观念和辨证论治为理论，能做到标本兼治，具有"简、验、便、廉"的特点和优势。诸多中医外治法，能将药物直接作用于穴位、经络、黏膜或肝脏体表反应区，药物通过渗透、皮肤黏膜吸收，进入血液循环到达脏腑经气失调的病所，作用直接迅速，减少口服时的不良反应。根据经络理论、脏腑理论等选穴，运用针刺、艾灸、耳穴压豆等疗法，能调整机体免疫力、增加机体的抗病能力、抑制病毒的复制、改善疾病引起的多种临床症状。中医外治有导致皮肤黏膜损害的风险，如起疱、红肿、过敏、出血等，运用之前应积极与患者、家属沟通。在临床中，应根据患者病情、耐受程度、接受程度，选取合理的中医外治方法，注意局部和整体相结合。

第二节　慢性丙型肝炎

丙型病毒性肝炎，简称为丙型肝炎、丙肝，是一种由丙型肝炎病毒（HCV）感染引起的病毒性肝炎，主要经输血、针刺、吸毒等传播。

1. 临床诊断

目前临床多以抗 -HCV 为诊断初筛，抗 -HCV 阳性超过半年者，进一步检查 HCV-RNA、丙肝核心抗原阳性者，可诊断为慢性丙肝。其表现为肝炎常见症状，如容易疲劳、食欲欠佳、腹胀等。也可以无任何自觉症状。

化验 ALT（谷丙转氨酶）反复波动，HCV-RNA 持续阳性。有 1/3 的慢性丙肝感染者肝功能一直正常，抗 HCV 和 HCV-RNA 持续阳性，肝活检可见慢性肝炎表现，甚至可发现肝硬化。

2. 中医分型

（1）肝郁脾虚证 倦怠乏力，胁肋胀痛，脘腹痞胀，舌淡红，脉弦。

（2）脾肾阳虚证 腰膝酸软，畏寒肢冷，腹胀，下肢或全身浮肿，舌淡，舌体胖有齿痕，脉沉。

（3）湿热蕴脾证 头身困重，小便黄赤，脘腹痞胀，口苦，舌质红，舌苔薄黄或腻，脉细数。

（4）肝肾阴虚证 腰膝酸软，目干涩，倦怠乏力，五心烦热，舌苔薄黄或腻，脉弦细，苔少或无。

（5）气虚血瘀证 面色晦暗，两胁胀痛，肝掌，腰膝酸软，舌质紫暗有瘀斑，脉涩。

一、药物外治法

（一）穴位贴敷

处方 027

炒穿山甲末 10g（用其他药代替），乳香、没药醇浸液各 70mL。

【用法】将穿山甲末（用其他药代替）喷入乳香、没药醇浸液内，烘干，研细，再加入鸡矢藤挥发油 0.5mL，冰片少许。每次用 0.2g，食醋调成膏，纱布裹之，敷上，5~7 天换药 1 次。

【适应证】慢性丙型肝炎气虚血瘀证。

【注意事项】敷脐后如局部有皮疹痒痛，应暂停 3~5 天；如出现局部溃疡，应停止敷脐，改用其他疗法。

【出处】张建德 .《中医外治法集要》陕西科学技术出版社 .

处方 028

山栀子 10g，生大黄 10g，芒硝 10g，冰片 1g，乳香 3g。

【用法】上药共为细粉，为 1 次量。加蓖麻油 30mL、75% 酒精 10mL，蜂蜜适量，调为糊状，敷于肝区日月、期门穴区。每天 1 次，每次可保持 8~12 小时。用至腹胁疼痛缓解而不拒按为止。

【适应证】慢性丙型肝炎湿热蕴脾证。

【注意事项】本散外敷后，如使用较久，少数患者局部皮肤可起红色皮疹作痒，停药即可逐渐消失。

【出处】张建德.《中医外治法集要》陕西科学技术出版社.

处方 029

阳黄散：金仙膏（见《理渝骈文》）加白术 5g、黄芩 10g、茵陈 15g。

【用法】将上药共研细末，装塑料袋备用，每次用上药 1/3 药面，分别摊在 6 块直径约 5cm 的油纸或塑料布上，贴敷在膻中、脐上、天枢等穴位处，用胶布固定，一般贴 24 小时，隔日 1 次，10 次为一疗程，休息 3~5 日，病未愈，继续下次疗程。

【适应证】慢性丙型肝炎湿热蕴脾证。

【注意事项】贴药后个别患者有局部起小水疱，一般不做处理，保持干燥可自然吸收，贴药时禁食生冷、肥甘厚味及辛辣刺激之品。

【出处】《理瀹骈文》。

处方 030

金仙膏加附子 15g、干姜 5g、茵陈 15g。

【用法】上药共为细末，过筛，装塑料袋备用，每次用上药 1/3 药面，分别在 6 块直径约 5cm 的金仙膏的油纸上，贴敷在心口、脐上、命门等穴位处，用胶布固定。每日 1 次，连贴 10 日为一疗程。

【适应证】慢性丙型肝炎脾肾阳虚证。

【注意事项】贴药后个别患者有局部起小水疱，一般不做处理，保持干燥可自然吸收，贴药时禁食生冷、肥甘厚味及辛辣刺激之品。

【出处】《理瀹骈文》。

（二）穴位注射

处方 031

当归注射液。

【用法】取穴：日月、期门、足三里、中脘。每次选 2 穴，每穴注射当归注射液 1mL，每日或隔日 1 次，7 次为一疗程。

【适应证】慢性丙型肝炎肝郁脾虚证。

【注意事项】注射部位出现硬结或感染等立即停止注射；年老体弱及初次接受治疗者，最好取卧位，注射部位不宜过多，以免晕针。

【出处】张建德.《中医外治法集要》陕西科学技术出版社.

处方 032

黄芪注射液。

【用法】黄芪注射液穴位注射，选取足三里、阳陵泉、肝俞、脾俞，每日 1 次，每次选取单侧穴位注射 1~2mL，左侧和右侧交替注射，疗程为 3 个月。

【适应证】慢性丙型肝炎肝郁脾虚证。

【注意事项】注射部位出现硬结或感染等立即停止注射；年老体弱及初次接受治疗者，最好取卧位，注射部位不宜过多，以免晕针。

【出处】《湖北中医杂志》2011，33（11）：15–16.

（三）中药灌肠

处方 033

大黄、木香、槟榔、萹蓄、瞿麦、黄连、党参等。

【用法】上述药物煎煮至 100mL，保留灌肠，每日 1 次，每次保留 2~3 小时，连续 7 天。

【适应证】慢性丙型肝炎肝郁脾虚证。

【注意事项】灌肠前，应嘱患者先排便，肛管粗细合适，药量适宜；灌肠操作时，手法宜轻柔，不易过快过猛；年老体弱、严重痔疮、下消化道出血患者不宜行中药直肠滴入；肛门、直肠和结肠等手术或大便失禁的患者不宜行中药直肠滴入；不能耐受或大便泄泻严重时停用。

【出处】《中西医结合肝病杂志》1998，8（4）：223.

处方 034

大黄 10g，枳实 10g，厚朴 8g，茵陈 30g，赤芍 30g，党参 20g。

【用法】上述药物煎煮至 100mL，保留灌肠，每日 1 次，每次保留 2~3 小时，连续 10 天。

【适应证】慢性丙型肝炎湿热蕴脾证。

【注意事项】灌肠前，应嘱患者先排便，肛管粗细合适，药量适宜；年老体弱、严重痔疮、下消化道出血患者不宜行中药直肠滴入；肛门、直肠和结肠等手术或大便失禁的患者不宜行中药直肠滴入；不能耐受或大便泄泻严重时停用。

【出处】张建德.《中医外治法集要》陕西科学技术出版社.

（四）中药外敷

处方 035

大黄、姜黄、黄柏、皮硝、芙蓉叶各 50g，冰片、生南星、乳香、没药各 20g，雄黄 30g，天花粉 100g。

【用法】将药末醋调，敷于肝区，隔日 1 次。

【适应证】慢性丙型肝炎湿热蕴脾证。

【注意事项】肝区或脾区局部皮肤红肿、起泡、硬结，应立即停用。

【出处】张建德.《中医外治法集要》陕西科学技术出版社.

处方 036

红花、朴硝、三棱、莪术、当归、赤芍各等份。

【用法】上述药物研末，将药末醋调，敷于患肝区隔日 1 次，10 次为一疗程。

【适应证】慢性丙型肝炎气虚血瘀证。

【注意事项】少数患者会局部出现轻度皮肤瘙痒和红疹等过敏现象，涂用抗过敏药物或暂停后可消失。

【出处】《中医外治杂志》1998，7（2）：16.

处方 037

鳖甲、蛇舌草、莪术、郁金、鸡内金、丹参、川楝子、赤芍、土元、黄芪各 15g。

【用法】上述药物打细粉，将药粉蜂蜜调，摊于 8cm×8cm 白棉布上，药膏直径 6cm，贴于肝区，每次 4~6 小时，日 1 次，半月为一疗程。

【适应证】慢性丙型肝炎胁痛气虚血瘀证。

【注意事项】少数患者会局部出现轻度皮肤瘙痒和红疹等过敏现象，涂用抗过敏药物或暂停后可消失。

【出处】张建德.《中医外治法集要》陕西科学技术出版社.

（五）药物热熨

处方 038

生姜、半夏。

【用法】生姜、半夏各等份，生姜切碎与半夏末和匀，炒热，布包熨胃脘、中脘、神阙及天枢穴，时间 20~30 分钟，以温热能耐受为度，避免烫伤，每天 1 次，10 天为 1 个疗程。

【适应证】慢性丙型肝炎肝郁脾虚证。

【注意事项】以皮肤温热发红为度，切忌烫伤皮肤；若艾灸部位烫伤或起疱时立即停止，须注意防止感染。

【出处】《中医临床研究》2016，18（8）：82-84.

二、非药物外治法

（一）耳穴压豆

处方 039

耳穴压痛点。

【操作】用耳穴探测仪检查，在耳穴压痛点上贴敷中药王不留行籽。每日或隔日 1 换，10 次为一疗程。

【适应证】慢性丙型肝炎。

【注意事项】贴压耳穴应注意防水，以免脱落；夏天易出汗，贴压耳穴不宜过多，时间不宜过长，以防胶布潮湿或皮肤感染；耳郭皮肤有炎症或冻伤者不宜采用；对过度饥饿、疲劳、精神高度紧张者、年老体弱者及孕妇按压宜轻，急性疼痛性病症宜重手法强刺激；习惯性流产者慎用。

【出处】贾一江，庞国明，府强.《当代中药外治临床大全》中国中医药出版社．

（二）艾灸

🥣 处方 040

取穴：阳陵泉、期门、日月、肝俞、胆俞、太冲、足临泣。发热加大椎、曲池、合谷；绞痛加丘墟、足三里；胸满加膈俞、内关、丰隆。

【操作】每日灸 2 次，每穴 3~5 壮，7~10 天为一疗程。可用艾条悬灸。

【适应证】慢性丙型肝炎脾肾阳虚证。

【注意事项】均以皮肤温热发红为度，切忌烫伤皮肤；艾灸部位烫伤或起疱时立即停止，须注意防止感染。

【出处】贾一江，庞国明，府强．《当代中药外治临床大全》中国中医药出版社．

🥣 处方 041

取穴：神阙。

【操作】患者侧卧，点燃艾条距神阙 1~2 寸，不断旋转，使患者有温热感，以能耐受为度，每次 10~15 分钟，每日 1~2 次，至疼痛缓解或消失为止。

【适应证】慢性丙型肝炎肝郁脾虚证。

【注意事项】艾灸不可离脐部太近，否则易烫伤；温灸后半小时内不要用冷水洗手或洗澡；过饥、过饱、酒醉禁灸，孕妇禁用，脐部有损伤或发炎者，禁止使用艾灸。艾灸肚脐并非人人适宜，以上提到的禁忌人群，一定要禁用或慎用。

【出处】贾一江，庞国明，府强．《当代中药外治临床大全》中国中医药出版社．

（三）隔盐灸

🥣 处方 042

取穴：神阙。

【操作】将食盐研细后经锅炒制，取 5~10g，艾炷数壮，汤匙 1 把。治疗时令患着仰卧露腹，将食盐铺匀于脐眼（神阙穴），厚约 0.3cm，直径 2~3cm。再上置艾炷 1 壮，点燃，待烧至刚有温热感时用汤匙压灭其火（注意不宜得太过和压得过猛，以防烫伤），脐部有较明显的烧灼感，向腹中扩散。每日 1 次，直至疼痛缓解。

【适应证】慢性丙型肝炎脾肾阳虚证。

【注意事项】在施灸过程中若不慎灼伤皮肤，致皮肤起透明发亮的水疱，须注意防止感染。

【出处】贾一江，庞国明，府强 .《当代中药外治临床大全》中国中医药出版社 .

（四）针刺

处方 043

肝郁气滞型：针太冲、阳陵泉、足三里等穴，针用泻法，腹胀加膻中、中脘、天枢，呕恶加内关。

处方 044

肝胆湿热型：针太冲、阳陵泉、足三里、至阳等穴，针用泻法。

处方 045

肝肾阴虚型：针太冲、三阴交、侠溪，针用补法，腰酸、耳鸣配肾俞。

【操作】以上三型均留针 20 分钟，每 5~10 分钟捻针 1 次，每日针 1 次，15 天为 1 个疗程。

【注意事项】针刺处尽量保持清洁干燥，避免伤口感染。凝血功能差者禁用。

【出处】《中国冶金工业医学杂志》2009，26（1）：50-51.

综合评按：慢性丙型肝炎属于第二大病毒性肝炎，其危害程度不亚于乙肝。目前西医治疗慢性丙型肝炎的方案，已从干扰素联合利巴韦林转变为口服抗病毒药物，慢性丙型肝炎治愈率逐渐提高。慢性丙肝往往病程长、发病急、肝脏损伤快，全身症状明显，西医虽有保肝药物，仍无法针对全部症状。全身症状明显时，患者对口服中药的接受度、耐受度欠佳。将中药通过外治的方法，经皮肤、黏膜吸收，有效成分能快速入血作用于靶器官，能快速发挥药效，且避免胃肠道不良反应。通过针刺、艾灸、耳穴压豆刺激穴位，可以改善机体功能、增强免疫、改善肝脏微循环和调整自主神经及内脏神经功能，并减少肝脏承受的药物负担。在选用中医外治时，仍应辨证与辨病相结合，做到标本兼治，减少并发症。

第三节 脂肪肝

脂肪肝是指由于各种原因引起肝细胞内脂肪堆积过多的病变，是一种常见的肝脏病理改变，而非一种独立的疾病。肝脏是机体脂质代谢的中心器官，肝内脂肪主要来源于食物和外周脂肪组织，导致脂质在肝细胞内沉积的代谢异常机制并没有完全明确，目前认为脂肪肝的形成与肥胖、酒精、快速减肥、营养不良、糖尿病、药物、妊娠及其他因素（结核、细菌性肺炎及败血症等感染、接受糖皮质激素治疗后、胃肠外高营养性脂肪肝、中毒性脂肪肝、遗传性疾病引起的脂肪肝）有关。脂肪肝一般分为酒精性脂肪肝和非酒精性脂肪肝两大类。根据脂肪变性在肝脏累及的范围，又可分为轻、中、重三型，通常脂肪含量超过肝脏重量的 5%~10% 时被视为轻度脂肪肝，超过 10%~25% 为中度脂肪肝，超过 25% 为重度脂肪肝。

1. 临床表现

（1）脂肪肝的临床表现多样，轻度脂肪肝多无临床症状，患者多于体检时偶然发现。疲乏感是脂肪肝患者最常见的自觉症状，但与组织学损伤的严重程度无相关性。

（2）中、重度脂肪肝有类似慢性肝炎的表现，可有食欲不振、疲倦乏力、恶心、呕吐、肝区或右上腹隐痛等。当肝内脂肪沉积过多时，可使肝被膜膨胀、肝韧带牵拉，而引起右上腹剧烈疼痛或压痛、发热、白细胞计数增多，易被误诊为急腹症。

（3）此外，脂肪肝患者也常有舌炎、口角炎、皮肤瘀斑、四肢麻木、四肢感觉异常等末梢神经炎的改变。少数患者也可有消化道出血、牙龈出血、鼻衄等。重度脂肪肝患者可以有腹腔积液和下肢水肿、电解质紊乱如低钠、低钾血症等。脂肪肝表现多样，遇有诊断困难时，可做肝活检确诊。

2. 临床诊断

通过病史及辅助检查，不难诊断脂肪肝。可通过肝功能、血脂、B超、临床症状等综合判断脂肪肝的严重程度，如果怀疑病情发展到肝硬化阶段，还应检测"肝纤四项"等项目。

（1）非酒精性脂肪肝的诊断

①无饮酒史或饮酒折合乙醇量男性每周 < 140g，女性 < 70g。

②排除病毒性肝炎、药物性肝病、全胃肠外营养、肝豆状核变性等可导致脂肪肝的特定疾病。

③除原发疾病临床表现外，有乏力、消化不良、肝区隐痛、肝脾肿大等非特异性症状及体征。

④可有超重／内脏性肥胖、空腹血糖增高、血脂紊乱、高血压等代谢综合征。

⑤血清转氨酶和谷氨酰转肽酶水平可有轻至中度增高，通常以丙氨酸氨基转移酶升高为主。

⑥肝脏影像学表现符合弥漫性脂肪肝的影像学诊断标准。

⑦肝活检组织学改变符合脂肪性肝病的病理学诊断标准。

凡具备上述第 1~5 项和第 6 或第 7 项中任何一项者即可诊断为脂肪肝。

（2）酒精性脂肪肝的诊断

长期大量饮酒是诊断酒精性脂肪肝的必备条件。一般饮酒史超过 5 年，折合乙醇量男性 ≥ 40g/d，女性 ≥ 20g/d，或 2 周内有大量饮酒史，折合乙醇量 > 80g/d，结合患者的临床症状、实验室检查结果、肝脏 B 超或 CT 检查有典型表现，可作出诊断。

3. 中医分型

（1）湿浊内停证　右胁肋胀满，形体肥胖，周身困重，倦怠，胸脘痞闷，头晕恶心，舌淡红苔白腻，脉弦滑。

（2）肝郁脾虚证　右胁肋胀满或走窜作痛，每因烦恼郁怒诱发，腹胀，便溏，腹痛欲泻，乏力，胸闷，善太息，舌淡边有齿痕，苔薄白或腻，脉弦或弦细。

（3）湿热蕴结证　右胁肋胀痛，恶心，呕吐，黄疸，胸脘痞满，周身困重，纳呆，舌红苔黄腻，脉濡数或滑数。

（4）痰瘀互结证　右胁下痞块或右胁肋刺痛，纳呆，胸脘痞闷，面色晦暗，舌淡暗有瘀斑，苔腻，脉弦滑或涩。

（5）脾肾两虚证　右胁下隐痛，乏力，腰膝酸软，夜尿频多，大便溏泄，舌淡苔白，脉沉弱。

一、药物外治法

（一）穴位注射

🥣 处方 046

丹参注射液。

【用法】取穴：双侧肝俞、脾俞、足三里、丰隆、三阴交为主穴，全身乏力加气海，恶心呕吐加内关，厌油腻加胆俞，轻度腹泻加上巨虚。丹参注射液穴位注射，1.5mL/ 穴，双侧穴位交替使用，隔日治疗 1 次，7 次为一疗程，两个疗程之间间隔 2 天。

【适应证】脂肪肝痰瘀互结证。

【注意事项】注射部位出现硬结或感染等立即停止注射。

【出处】《湖北中医药大学学报》2016，18（5）：96-98.

（二）穴位贴敷

🥣 处方 047

柴胡、枳壳各 10g，白芍、丹皮、赤芍各 15g，生甘草 9g，火硝、白矾各 2g，冰片 1g。

【用法】上述药物研细末，蜂蜜调糊，贴敷于肝区期门、日月穴，每日1 剂，30 天为 1 个疗程。

【适应证】脂肪肝肝郁脾虚证。

【注意事项】对治疗药物及穴位贴过敏或者穴位贴敷区有皮肤病者禁用；部分患者可能出现局部瘙痒、红疹，可给予抗过敏药膏外用。

【出处】《陕西中医》2013，34（10）：1325-1326.

处方 048

川芎、大黄、生半夏、冰片。

【用法】上述药物等份打成粉，用适量水和醋调匀，均匀涂于 5cm×5cm 带圈无纺布贴上，分别贴于肝俞穴、脾俞穴，于每日上午 8 时贴敷，每穴贴 2 小时，1 个月为一疗程。

【适应证】脂肪肝痰瘀互结证。

【注意事项】对治疗药物及穴位贴过敏或者穴位贴敷区有皮肤病者禁用；部分患者可能出现局部瘙痒、红疹，可给予抗过敏药膏外用。

【出处】《中医临床研究》2016，8（35）：1-4.

处方 049

石菖蒲、茵陈、丹参、吴茱萸、枳实。

【用法】上五药的中药免煎颗粒，均匀混合，取约 0.05mL 白酒调匀，搅拌为浓稠糊状，取适量团成药饼后置于穴位贴敷敷料的挡药环内，后将敷料贴于患者脐部。每贴 8~10 小时后取下，每日敷脐 1 次。3 个月为一疗程。

【适应证】脂肪肝湿浊内停证。

【注意事项】对治疗药物及穴位贴过敏或者穴位贴敷区有皮肤病者禁用；部分患者可能出现局部瘙痒、红疹，可给予抗过敏药膏外用。

【出处】《中医临床研究》2014，6（1）：92-94.

（三）中药离子导入

处方 050

大黄 8g，茵陈 30g，泽泻、垂盆草各 15g，丹参 10g，陈皮 20g。

【用法】上述药物加水煎至约 50mL，每日 1 剂，将一次性无菌纱布浸湿药液拧干，贴好电极板，正极选期门穴，负极选肝俞穴，10 分钟 / 次，2 个月为一疗程。

【适应证】脂肪肝湿浊内停证。

【注意事项】注意患者肝区皮肤情况，避免起疱、破损。

【出处】《山东医药》2014，54（30）：91-92.

处方 051

柴胡 15g，香附 15g，郁金 15g，茵陈 20g，青蒿 15g，虎杖 15g，葛根 10g，丹参 15g。

【用法】上述药剂加水煎至约 50mL，每日 1 剂，将一次性无菌纱布浸湿药液拧干，贴好电极板，然后置于肝俞、脾俞、足三里三穴位上进行离子导入治疗，每天治疗 1 次，每次 30 分钟。4 周为一疗程。

【适应证】脂肪肝肝郁脾虚证。

【注意事项】①开关电流及调整电流应缓慢，避免产生过强刺激电流；②治疗过程中不能离开患者，随时观察患者的反应及时调节合适的电流量，注意控制电流，谨防电灼伤；③检查治疗部位皮肤感觉有无异常、破损；如患者局部皮肤出现瘙痒皮疹等皮肤过敏症状，可用皮炎平霜等药外涂局部，禁止搔抓，如果发生直流电灼伤，局部外涂 2% 龙胆紫或湿润烧伤膏，注意预防感染即可；④通电开始时，电位器要从"0"位开始，缓慢调增到预定的电流强度。一般局部电流不超过 40mA，全身电流量不超过 60mA，小部位电流量不超过 10mA；⑤治疗结束时，也要将电位器逐渐调至"0"位才关闭开关，以免患者受到突然通、断电的电击感；⑥局部皮肤红肿、起泡、硬结，应立即停用。

【出处】《中国中医药现代远程教育》2016，14（10）：102-103.

（四）中药灌肠

处方 052

桑叶、菊花、夏枯草、怀牛膝各 10g，生山楂、丹参各 15g，决明子 20g。

【用法】上述药物浓缩煎制 100mL，灌封灭菌，临用前加温至 36~37℃，保留灌肠，然后患者左侧卧位休息 30 分钟，每 5 天进行一次，12 次为一疗程。

【适应证】脂肪肝湿热蕴结证。

【注意事项】灌肠前，应嘱患者先排便，肛管粗细合适，药量适宜；灌肠操作时，手法宜轻柔，不易过快过猛。年老体弱、严重痔疮、下消化道出血患者不宜行中药直肠滴入；肛门、直肠和结肠等手术或大便失禁的患者不宜行中药直肠滴入；不能耐受或大便泄泻严重时停用。

【出处】《现代中医药》2017，37（1）：11-13.

（五）中药外敷

处方 053

红花、朴硝、三棱、莪术、当归、赤芍各等量。

【用法】上述药物研末，将药末醋调，敷于肝区，隔日 1 次，10 次为一疗程。

【适应证】脂肪肝痰瘀互结证。

【注意事项】少数患者局部出现轻度皮肤瘙痒和红疹等过敏现象，涂用抗过敏药物或暂停后可消失。

【出处】《中医外治杂志》1998，7（2）：16.

处方 054

鳖甲、蛇舌草、莪术、郁金、鸡内金、丹参、川楝子、赤芍、土元、黄芪各 15g。

【用法】上述药物打细粉，将药粉蜂蜜调，摊于 8cm×8cm 白棉布上，药膏直径 6cm，贴于肝区，每次 4~6 小时，日 1 次，半月为一疗程。

【适应证】脂肪肝痰瘀互结证。

【注意事项】少数患者局部出现轻度皮肤瘙痒和红疹等过敏现象，涂用抗过敏药物或暂停后可消失。

【出处】贾一江，庞国明，府强 .《当代中药外治临床大全》中国中医药出版社 .

（六）脐火疗法

处方 055

黄芪 30g，党参 30g，白术 30g，肉桂 15g，莪术 30g，吴茱萸 30g，炒薏苡仁 30g。

【用法】以上各药加工为细粉，加荞面粉或玉米粉 100g，过 100 目筛加水调和成药饼，直径约 6cm，厚 1cm。药筒组成：由草纸和蜡组成，中间空心，高 7cm，直径 2.5cm。先将药饼置于脐部，再将药筒置于药饼之上，正对脐中心在上端点燃，自然燃烧，燃尽后换第 2 根，7 根为 1 次量，每日 1 次，10 日为一疗程。

【适应证】脂肪肝脾肾两虚证。

【注意事项】少数患者局部出现轻度皮肤瘙痒和红疹等过敏现象，涂用抗过敏药物或暂停后可消失。

【出处】《内蒙古中医药》2017，7：72-73.

二、非药物外治法

（一）针刺

处方 056

关元、足三里、中脘、合谷、丰隆、太冲、内关。

【操作】穴位常规消毒，选 1.5 寸毫针，关元、足三里用提插补法，中脘、合谷、太冲、丰隆、内关用提插泻法，体质壮实病变较深者多用泻法，一般患者用平补平泻法。留针 30 分钟，中间行针 2 次。每日针灸 1 次，10 次为 1 个疗程，疗程间休息 3~5 天，再继续治疗。疗程为 3 个月。

【适应证】脂肪肝湿浊内停证。

【注意事项】针刺处尽量保持清洁干燥，避免伤口感染。凝血功能差者，禁用。

【出处】《现代中西医结合杂志》2012，21（9）：998-999.

处方 057

丰隆、足三里、三阴交、阳陵泉、内关、肝俞、足三里、关元、合谷、肾俞。

【操作】上述穴位以 1.5 寸毫针刺入。穴位加减：肝郁气滞者，加太冲、行间，用泻法；痰湿困脾者，加公孙、商丘，用泻法；痰瘀互结者，加血海、地机，用泻法；肝肾两虚者，加太溪、照海、复溜，用补法。每次留针 30 分钟，每周 3 次，治疗 3~6 个月。

【适应证】脂肪肝。

【注意事项】针刺处尽量保持清洁干燥，避免伤口感染。凝血功能差者，禁用。

【出处】《中医杂志》2017，58（19）：1707-1710.

（二）穴位埋线

处方 058

肝俞、太冲、丰隆、足三里、三阴交双侧。

【操作】取穴足三里、丰隆、三阴交，深度 1.5~3cm，缝线注入穴内，无线头外露，外贴创可贴。肝俞、太冲、丰隆、足三里，7 天埋线 1 次，6 个月为 1 个疗程。

【适应证】脂肪肝肝郁脾虚证。

【注意事项】埋线当天不要洗澡，埋线处尽量保持清洁干燥，避免伤口感染。凝血功能差者、羊肠线过敏者，禁用。

【出处】贾一江，庞国明，府强.《当代中药外治临床大全》中国中医药出版社.

（三）推拿按摩

处方 059

中脘、关元、水分、天枢。

【操作】上述穴位腹部推拿，每日 1 次，1 个疗程共 90 天。

【适应证】脂肪肝湿浊内停证。

【注意事项】腹部不宜过饱；腹部疾病较重的患者禁用；根据患者体型适当增减按摩力度。

【出处】《四川中医》2014，32（2）：154-155.

（四）艾灸

处方 060

百会、涌泉（双侧）、三阴交（双侧）、阳陵泉（双侧）和神阙。

【操作】患者取坐位或卧位，暴露足部至小腿部。百会、涌泉、三阴交、神阙采用温和灸法，阳陵泉用雀啄灸法，均以皮肤温热发红为度，切忌烫伤皮肤，每穴约 10~15 分钟。每日 1 次，艾灸 5 日后间歇 2 日，为 1 个疗程，共 4 个疗程。

【适应证】脂肪肝湿浊内停证。

【注意事项】均以皮肤温热发红为度，切忌烫伤皮肤；若不慎灼伤皮肤，致皮肤起透明发亮的水疱，须注意防止感染。

【出处】《中国肝脏病杂志（电子版）》2016，8（2）：123-126.

（五）耳穴压豆

处方 061

耳穴：神门、胃、大肠、肝、胆、脾、肾、内分泌、皮质下。

【用法】用王不留行籽贴敷，4 次 / 天，三餐及睡前各 1 次，每次贴敷单侧耳穴，每周交替贴敷 1 次，疗程 1 年。

【适应证】脂肪肝。

【注意事项】贴压耳穴应注意防水，以免脱落；夏天易出汗，贴压耳穴不宜过多，时间不宜过长，以防胶布潮湿或皮肤感染；耳郭皮肤有炎症或冻伤者不宜采用；对过度饥饿、疲劳、精神高度紧张、年老体弱、孕妇按压宜轻，急性疼痛性病症宜重手法强刺激，习惯性流产者慎用。

【出处】《中医临床研究》2014，6（16）：35-37.

综合评按：随着社会进步，物质水平提高，我国脂肪肝发病率逐年升高，脂肪性肝炎、脂肪性肝硬化的发病率也持续增长。西医治疗多以降酶、促进脂肪代谢、动员肝内脂肪为主，日常生活则以控制饮食、增加运动、控制体重为主。作用虽迅速，但病情易反复，尤其是在降酶保肝方面，长期口服西药，效果仍欠佳。中医学认为，脂肪肝发病病因与饮食不节、过食肥甘厚味，或情志不调，或久病体虚而导致气、血、痰相互搏结，滞瘀为积有关。其病位在肝，却与脾、胃、肾功能失调关系密切。《理瀹骈文·略言》中曰："外治之理即内治之理，外治之药亦即内治之药"，以中医辨证论治为理论，将药物通过穴位、黏膜、肠道等，快速、高效地作用于机体，减少肝脏"首过效应"，避免消化酶的灭活作用，进而可提高疗效。针刺、艾灸、耳穴压豆通过对经络及穴位的刺激，调整体内阴阳、气血，化瘀利湿，达到非药物治疗疾病的目的，大大减少肝脏解毒负担，有利于肝脏修复。

第四节　自身免疫性肝炎

自身免疫性肝炎是由自身免疫反应介导的慢性进行性肝脏炎症性疾病，其临床特征为不同程度的血清转氨酶升高、高 γ- 球蛋白血症、自身抗体阳性，组织学特征为以淋巴细胞、浆细胞浸润为主的界面性肝炎，严重病例可快速进展为肝硬化和肝衰竭。该病在世界范围内均有发生，在欧美国家发病率相对较高，在我国其确切发病率和患病率尚不清楚，但国内文献报道的病例数呈明显上升趋势。本病多发于女性，男女之比为 1∶4，有 10~30 岁及 40 岁以上两个发病年龄高峰。大多数患者表现为慢性肝炎，约 34% 的患者无任何症状，仅因体检发现肝功能异常而就诊；30% 的患者就诊时即出现肝硬化；8% 患者因呕血和（或）黑便等失代偿期肝硬化的表现而就诊；部分患者以急性甚至暴发性起病（约占 26%），其转氨酶和胆红素水平较高，临床过程凶险。

1. 临床诊断

其特征是血清转氨酶有不同程度升高，血清免疫球蛋白 IgG（或 γ- 球蛋白）水平显著升高（> 20g/L），血清抗核抗体、抗平滑肌抗体、抗肝肾微粒体 I 型抗体或抗肝细胞胞质 I 型抗体等自身抗体阳性。本疾病诊断复杂，诊断前需先排除病毒性肝炎、药物性肝炎、酒精性肝炎和代谢性肝病，必要时通过肝脏活检进行病理诊断。

2. 中医分型

目前自身免疫性肝炎的中医分型并未统一，临床证型以虚实夹杂证为多，单一证候较少，多以复合证候出现。

（1）脾虚湿滞证　皮肤发黄，瘙痒乏力，心悸气短，口苦，胸闷恶心，舌质淡苔薄，脉细。

（2）气滞血瘀证　皮肤发黄，胁下有结块，胀痛刺痛，胸胁胀闷，面颈部有红色的血纹，舌质暗紫。

（3）肝肾阴虚证　皮肤发黄瘙痒，胁肋疼痛，口干咽燥，眼睛干涩，视物不清，头晕耳鸣，失眠多梦。

一、药物外治法

（一）中药外敷

处方 062

红花、朴硝、三棱、莪术、当归、赤芍各等量。

【用法】上述药物研末，将药末醋调，敷于肝区，隔日 1 次，10 次为一疗程。

【适应证】自身免疫性肝炎气滞血瘀证。

【注意事项】少数患者局部出现轻度皮肤瘙痒和红疹等过敏现象，涂用抗过敏药物或暂停后可消失。

【出处】《中医外治杂志》1998，7（2）：16.

处方 063

生地、白鲜皮、紫草、苦参、防风、地肤子各 30g。

【用法】上述药物用适量蒸馏水浸泡半小时后再添加至 500ml 后，加热并在煮沸 30 分钟后停止加热，待其冷却并过滤后再次添加 200ml 蒸馏水煮 25 分钟，冷却过滤并混合两次滤液，将 2 次滤液加热浓缩并过滤 100 ml 制成敷液，将冷敷液降温至 10~15℃后开始冷敷瘙痒部位，10 天为一疗程。

【适应证】自身免疫性肝炎皮肤瘙痒。

【注意事项】少数患者局部出现轻度皮肤瘙痒和红疹等过敏现象，涂用抗过敏药物或暂停后可消失。注意保暖，避免受凉。

【出处】《慢性病学杂志》2015，16（2）：226~227.

处方 064

茵陈 200g，苦参 400g，黄柏 200g，川楝子 100g，赤芍 300g，白鲜皮 200g。

【用法】上药加水浸泡 30 分钟，加热煮沸，再以小火煎煮 20 分钟，得到 2000ml 药液，一毛巾蘸取药液外敷瘙痒部位，每次外敷 20~25 分钟，3次/天，半月为一疗程。

【适应证】自身免疫性肝炎皮肤瘙痒。

【注意事项】少数患者局部出现轻度皮肤瘙痒和红疹等过敏现象，涂用抗过敏药物或暂停后可消失。

【出处】《实用中医内科杂志》2014，14（33）：228.

（二）穴位贴敷

处方 065

柴胡、郁金、茯苓、白术、丹参、山楂、泽泻、川楝子、延胡索、白及、冰片、酒大黄。

【用法】上药共研细末，以蜂蜜调和。贴于双侧章门、期门、京门等肝胆经穴位，每日 1 次，30 次为 1 个疗程。

【适应证】自身免疫性肝炎气滞血瘀证。

【注意事项】本散外敷后，如使用较久，少数患者局部皮肤可起红色皮疹作痒，停药即可逐渐消失。

【出处】《辽宁中医杂志》2008，35（1）：90–91.

（三）中药灌肠

处方 066

厚朴、枳实、大黄、玄明粉、炒莱菔子、赤芍、当归、木香各 15g。

【用法】将上述中药水煎取汁 100mL。中药灌肠每天保留灌肠 1 次。疗程 4 周。

【适应证】自身免疫性肝炎气滞血瘀兼湿热证。

【注意事项】灌肠前，应嘱患者先排便，肛管粗细合适，药量适宜；灌肠操作时，手法宜轻柔，不易过快过猛。年老体弱、严重痔疮、下消化道出血患者不宜行中药直肠滴入；肛门、直肠和结肠等手术或大便失禁的患者不宜行中药直肠滴入；不能耐受或大便泄泻严重时停用。

【出处】《浙江中医杂志》1987，22（2）：55.

处方 067

大黄、厚朴、枳实、当归、党参、白术、茵陈各 30g。

【用法】上药水煎，过滤，取浓汁 100mL，中药保留灌肠，保留 1~2 小时，疗程 2 周。

【适应证】自身免疫性肝炎脾虚湿滞证。

【注意事项】灌肠前，应嘱患者先排便，肛管粗细合适，药量适宜；灌肠操作时，手法宜轻柔，不易过快过猛。年老体弱、严重痔疮、下消化道出血患者不宜行中药直肠滴入；肛门、直肠和结肠等手术或大便失禁的患者不宜行中药直肠滴入；不能耐受或大便泄泻严重时停用。

【出处】贾一江，庞国明，府强 .《当代中药外治临床大全》中国中医药出版社 .

（四）脐火疗法

处方 068

黄芪、党参、白术、丹参、肉桂、薏苡仁、水蛭。

【用法】将上药等份加工为细粉，应用前加水调和成直径 5cm、厚约 1cm 圆形药饼。在 20℃左右的室温下，患者取仰卧位，暴露腹部，用 75% 乙醇棉棒消毒局部皮肤后，先将药饼置于脐部，再将药筒（由草纸和蜡组成，中间空心，高 7cm、直径 2.5cm）置于药饼之上，正对脐中心，在上端点燃，以患者感到温热舒适、无灼痛为度。自然燃烧，燃尽后换第 2 根，每次 10 根，治疗时间 30~45 分钟。每日 1 次，1 个月为一疗程。

【适应证】自身免疫性肝炎脾虚湿滞证。

【注意事项】可能出现局部轻度皮肤瘙痒和红疹等过敏现象，涂用抗过敏药物可消失。

【出处】《中国针灸》2014，（5）：495–498.

（五）穴位注射

处方 069

丹参注射液。

【用法】丹参注射液穴位注射，取穴双侧肝俞、足三里、丰隆、太冲，选取一侧 4 个穴位，左右两侧交替使用，每穴 1mL，每日治疗 1 次，连续 6 天后休息 1 天，共治疗 8 周。

【适应证】自身免疫性肝炎气滞血瘀证。

【注意事项】注射部位出现硬结或感染等立即停止注射。

【出处】《河南中医》2006，26（8）：66–67.

（六）中药离子导入

处方 070

茵陈 20g，柴胡 20g，虎杖 20g，红花 20g。

【用法】将上药浸泡 3 小时，煮开后文火煎熬 40 分钟，二煎同法，各取其滤液 250mL，相混淆后放入冰箱备用，取肝区附近的期门穴和肝俞穴作为导点，将药液浸润药垫，取出挤压，以不滴水为原则，平放于导点上，将电极套温水浸湿取出挤干，放于药垫上，再将电极板插入电极套内，外用塑料纸覆盖，压平，准备就绪，接通电源，调整电场强度，3~5mA，每日 1 次，每次 30 分钟，10 次为 1 个疗程，疗程间隔 2 天，一般做 2~4 个疗程。

【适应证】自身免疫性肝炎肝胆湿热证。

【注意事项】①开关电流及调整电流应缓慢，避免产生过强刺激电流；②治疗过程中不能离开患者，随时观察患者的反应及时调节合适的电流量，注意控制电流，谨防电灼伤；③检查治疗部位皮肤感觉有无异常、破损，如患者局部皮肤出现瘙痒、皮疹等皮肤过敏症状，可用皮炎平霜外涂局部，禁止搔抓，如果发生直流电灼伤，局部外涂 2% 龙胆紫或湿润烧伤膏，注意预防感染即可；④通电开始时，电位器要从"0"位开始，缓慢调增到预定的电流强度。一般局部电流不超过 40mA，全身电流量不超过 60mA，小部位电流量不超过 10mA，面部电流量不超过 5mA；⑤治疗结束时，也要将电位器逐渐调至"0"位才关闭开关，以免患者受到突然通、断电的电击感；⑥肝区或脾区局部皮肤红肿、起疱、硬结，应停用。

【出处】《中国乡村医药》1998，5（4）：24.

（七）中药熏洗

处方 071

茵陈 250g，苦参 500g，薄荷 300g，蛇床子 150g，白鲜皮 200g。

【用法】上述诸药用水浸泡 1 小时，接着煮沸后再煎 20 分钟，然后煎制成 10000ml 的药液倒入浴罩内一干净澡盆中。患者坐在澡盆上（臀部和双脚放在澡盆的边缘上），让药液的蒸汽熏蒸皮肤瘙痒处。8~10 分钟后，除去浴罩，待药液温度降至 38℃左右时（以手试温，以不烫手为准），将擦洗毛巾折叠成手套型，再用手里被中药浸湿的拧至半干的小毛巾，轻轻擦拭患者的皮肤瘙痒处 20~30 分钟，2 块毛巾交替使用，1 周为一疗程。

【适应证】自身免疫性肝炎皮肤瘙痒。

【注意事项】①冬季熏洗时应注意保温，夏季要避免风吹。②注意控制药液温度，温度不能过高，以免烫伤。③在熏洗过程中严密观察病情，如发生头晕及不适时，应停止洗浴，卧床休息。④老年人患者，熏洗时要有专人陪护，避免烫伤、着凉，或发生意外。⑤熏洗后须用干毛巾擦干汗液及药液，注意保暖避风，预防感冒，忌下冷水。⑥伴有高血压、心脏病患者禁用。⑦皮肤溃疡或破损者禁用，以防伤口感染。

【出处】《上海护理》2011，11（2）：51-52.

二、非药物外治法

（一）针刺

处方 072

取穴：太冲、三阴交、侠溪。针用补法，腰酸、耳鸣配肾俞。

【操作】得气后留针 20 分钟，每 5~10 分钟捻针 1 次，每日针 1 次，15 天为 1 个疗程。

【适应证】自身免疫性肝炎肝肾阴虚证。

【注意事项】针刺处尽量保持清洁干燥，避免伤口感染。凝血功能差者禁用。

【出处】《中国冶金工业医学杂志》2009，26（1）：50-51.

（二）温针灸

处方 073

取穴：主穴为中脘、气海、双侧足三里、双侧阳陵泉。配穴为双侧曲池、合谷、三阴交。

【操作】采用 0.35mm × 50mm 毫针直刺 30~40mm，得气后施平补平泻手法，留针 30~40 分钟，每隔 10 分钟行针 1 次。取陈艾绒枣核大裹中脘、气海、双侧足三里、双侧阳陵泉（有腹水者加三阴交）针尾处点燃，依病情灸 5~7 壮，以知热、局部皮肤潮红为度。每日 1 次，15 次为 1 个疗程。休息 3~5 天继续第 2 个疗程。

【适应证】自身免疫性肝炎脾虚湿滞证。

【注意事项】针刺处尽量保持清洁干燥，避免伤口感染。凝血功能差者，禁用。

【出处】《山西中医学院学报》2009，10（6）：33–34.

（三）艾灸

处方 074

百会、涌泉（双侧）、三阴交（双侧）、阳陵泉（双侧）和神阙。

【操作】患者取坐位或卧位，暴露足部至小腿部。百会、涌泉、三阴交、神阙采用温和灸法，阳陵泉用雀啄灸法，均以皮肤温热发红为度，切忌烫伤皮肤，每穴约 10~15 分钟。每日 1 次，艾灸 5 日后间歇 2 日为 1 个疗程。

【适应证】自身免疫性肝炎脾虚气滞证。

【注意事项】均以皮肤温热发红为度，切免烫伤皮肤。

【出处】《中国肝脏病杂志（电子版）》2016，8（2）：123–126.

（四）隔姜灸

处方 075

脐部。

【用法】将生姜切成一分厚之薄片置于脐部，艾绒捏成宝塔糖样大小置于姜片上施灸，每次灸 3 壮，日 2 次，半个月为一疗程。

【适应证】自身免疫性肝炎脾虚湿滞证。

【注意事项】以皮肤温热发红为度，切忌烫伤皮肤；若艾灸部位烫伤或起泡时立即停止，须注意防止感染。

【出处】《湖南中医杂志》1985，（1）：34.

（五）耳穴压豆

处方 076

耳穴：神门、肺、耳尖、肝、内分泌、心、胆、交感、肾上腺、风溪、皮质下。

【操作】每天选 4~5 个穴，用王不留行籽贴压，取双侧对称耳穴，嘱患者每天按压 4~5 次，每次 5 分钟，贴压 1 天；第 2 天换余下穴位，同法按压。10 天为一疗程。

【适应证】自身免疫性肝炎皮肤瘙痒。

【注意事项】贴压耳穴应注意防水，以免脱落；夏天易出汗，贴压耳穴不宜过多，时间不宜过长，以防胶布潮湿或皮肤感染；耳郭皮肤有炎症或冻伤者不宜采用；对过度饥饿、疲劳、精神高度紧张、年老体弱宜轻。

【出处】《中国中医药科技》2015，22（4）：439-440.

综合评按： 自身免疫性肝炎，发病机制仍不明确，可能与遗传易感基因、免疫紊乱和环境因素有关，西医治疗多以激素、免疫抑制剂及对症治疗药物为主，无特效药物。中医学认为，本病的发生发展及疾病演变规律与"湿""瘀""毒""虚"密切相关，四者往往相互夹杂，互为因果。口服中药采取活血化瘀、疏肝理气、清热解毒、健脾益肾之法，疗效显著。中医外治，同样以辨证论治为基础，对缓解患者症状有一定作用。外治药物自脏器表投区、穴位、经络吸收入机体，可快速发挥药物作用，作用时间长，且避免胃肠刺激。耳穴和针刺，通过刺激穴位，达到通经络、调脏腑、祛病邪的目的。在辨证论治的基础上，内服中药联合运用外治方法，可起到增效作用。

第五节　肝豆状核变性

肝豆状核变性，又称 Wilson 病，是一种以原发性铜代谢障碍为特征的常染色体隐性遗传病，位于 13 号染色体长臂的 ATP7B 基因突变是其发病的主要分子机制。ATP7B 基因主要在肝细胞表达，其编码的 p 型铜转运 ATP 酶位于肝细胞高尔基体外侧，功能是转运肝细胞内的铜，合成铜蓝蛋白并将铜排入胆汁。ATP7B 基因突变可引发铜蓝蛋白合成障碍及胆道排铜障碍，导致过量的铜沉积在肝脏、大脑及角膜等全身各处，引发相应组织器官病变。

肝豆状核变性临床表现差异很大，主要取决于铜沉积导致靶组织器官损伤的程度。特征性表现包括肝病症候群、神经精神症状、角膜 Kayser-Fleischer（K-F 环）和急性溶血症状。

1. 临床诊断

肝豆状核变性早期诊断非常困难，除非对肝豆状核变性家庭成员进行基因筛查，否则很难发现无症状型患者。肝豆状核变性的诊断主要基于特征性临床表现（K-F 环、神经精神症状、Coombs 阴性的溶血）、实验室检查（血清铜蓝蛋白、24 小时尿铜定量、肝铜含量）以及 ATP7B 基因突变检测。

2. 中医分型

（1）痰瘀互结证　言语謇涩，肢体抖动，屈伸不利，表情呆板，反应迟钝，泛恶流涎，胸脘痞满，纳呆，便秘，胁下积块，触按疼痛，肌肤甲错，舌质暗淡或有瘀斑，苔薄腻，脉弦滑。

（2）湿热内蕴证　胁肋胀痛，纳呆呕恶，厌油腻，口黏口苦，大便黏滞秽臭，尿黄，或身目发黄。舌苔黄腻，脉弦数或弦滑数。

（3）肝郁脾虚证　胁肋胀痛，情志抑郁，纳呆食少，脘痞腹胀，身倦乏力，面色萎黄，大便溏泻。舌质淡有齿痕，苔白，脉沉弦。

（4）脾肾阳虚证　胁肋隐痛，畏寒肢冷，面色无华，腰膝酸软，食少脘痞，腹胀便溏，或伴下肢浮肿。舌质暗淡有齿痕，苔白滑，脉沉细无力。

（5）肝肾阴虚证　胁肋隐痛，遇劳加重，腰膝酸软，两目干涩，口燥咽干，失眠多梦，或五心烦热。舌红或有裂纹，少苔或无苔，脉细数。

一、药物外治法

（一）中药外敷

处方 077

红花、朴硝、三棱、莪术、当归、赤芍各等量。

【用法】上述药物研末，将药末醋调，敷于患处，隔日 1 次，10 次为一疗程。

【适应证】肝豆状核变性痰瘀互结证。

【注意事项】少数患者局部出现轻度皮肤瘙痒和红疹等过敏现象，涂用抗过敏药物或暂停后可消失。

【出处】《中医外治杂志》1998，7（2）：16.

（二）穴位贴敷

处方 078

柴胡、郁金、茯苓、白术、丹参、山楂、泽泻、川楝子、延胡索、白及、冰片、酒大黄。

【用法】上药共研细末，以蜂蜜调和。贴于双侧章门、期门、京门等肝胆经穴位，每日 1 次，30 次为 1 个疗程。

【适应证】肝豆状核变性肝郁脾虚证。

【注意事项】本散外敷后，如使用较久，少数患者局部皮肤可起红色皮疹作痒，停药即可逐渐消失。

【出处】《辽宁中医杂志》2008，35（1）：90-91。

处方 079

黄芪 300g，柴胡 60g，枳实 100g，吴茱萸 100g，炮穿山甲 100g（用其他药代替），干姜 200g，制乳香 100g，制没药 100g，土鳖虫 100g。

【用法】将黄芪、柴胡、枳实、吴茱萸、炮穿山甲（用其他药代替），浓煎取汁 500mL，加入干姜、制乳香、制没药、土鳖虫（上四味研末）制成药膏，敷于章门、期门、日月、肝俞、脾俞、足三里穴位上，以异型贴固定，24 小时更换一次，15 天为一疗程。

【适应证】肝豆状核变性痰瘀互结证。

【注意事项】注意皮肤情况，若有红、痒、破损应停用。

【出处】《现代医院》2016，16（1）：51-55.

处方 080

乳香、没药、血竭、细辛、红花、三棱、莪术各 10g，三七、冰片各 5g。

【用法】将乳香、没药、血竭、细辛、红花、三棱、莪术、三七、冰片研面，过 100 目筛，与羊毛脂混合，摊在胶布上，贴于阿是穴，每 3 天更换 1 次，1 个月为一疗程。

【适应证】肝豆状核变性痰瘀互结证。

【注意事项】部分患者局部皮肤可出现红色皮疹或破损，应停用。

【出处】《现代中医药》2018，38（1）：34-38.

（三）中药灌肠

处方 081

大黄、赤芍、茵陈、栀子、柴胡、山楂、茯苓、薏苡仁。

【用法】将上述中药用清水浸泡 30 分钟后，水煎取汁 100mL。中药灌肠每天保留灌肠 1 次。4 周为一疗程。

【适应证】肝豆状核变性湿热内蕴证。

【注意事项】灌肠前，应嘱患者先排便，肛管粗细合适，药量适宜；灌肠操作时，手法宜轻柔，不易过快过猛。年老体弱、严重痔疮、下消化道出血患者不宜行中药直肠滴入；肛门、直肠和结肠等手术或大便失禁的患者不宜行中药直肠滴入；不能耐受或大便泄泻严重时停用。

【出处】《中西医结合肝病杂志》2016，（3）：155-157.

处方 082

大黄、厚朴、枳实、当归、党参、白术、茵陈各 30g

【用法】上药水煎，过滤，取浓汁 100mL，中药保留灌肠，保留 1~2 小时，2 周为一疗程。

【适应证】肝豆状核变性湿热内蕴证。

【注意事项】不能耐受或大便泄泻严重时停用。

【出处】贾一江，庞国明，府强.《当代中药外治临床大全》中国中医药出版社.

🥣 处方 083

生大黄、蒲公英、乌梅各 30g，厚朴、枳实各 15g。

【用法】上药水煎，过滤，取汁 250ml，将灌肠液加温至 38℃左右，嘱患者排空膀胱，取左侧屈膝卧位，垫高臀部 10cm，显露肛门，将肛管缓慢插入肛门内 18~25cm，缓慢滴入药液，20 分钟滴完，患者保持侧卧位 15~30 分钟，保留灌肠，同时适当变换体位，使药液与肠管充分接触，以利药物存留吸收。每天 1 次，15 天为 1 个疗程。

【适应证】肝豆状核变性湿热内蕴证。

【注意事项】不能耐受或大便泄泻严重时停用。

【出处】《陕西中医》2015，36（10）：1345-1346.

（四）脐火疗法

🥣 处方 084

制附子 15g，干姜 15g，人参 15g，白术 15g，肉桂 15g，黄芪 15g，炒薏苡仁 15g，泽兰 15g。

【用法】加工为粉，过 100 目筛，治疗前取 50g 左右细粉，加温水调制成直径 6cm、厚 1cm 左右的圆饼状。在温度适宜的室内，患者身心放松，仰卧病床，放松腰带，暴露肚脐，使用 75% 的酒精消毒脐部及以脐部为中心直径约 7cm 周边皮肤，后将调制好的药饼，置于脐部；将带孔的圆木板放置于药饼上，孔芯与肚脐中心相对，将蜡筒（由桑皮纸和蜡组成，中间空芯、高约 7cm、直径约 2cm）插于孔芯下的药饼上；将蜡筒从上端点燃，自然燃烧，蜡筒燃尽后用镊子取下灰烬，换第 2 壮，7 壮为 1 次治疗量，时间为 20 分钟左右；治疗完毕后取下圆木板，用穴位贴覆盖药饼，贴于脐部，约 4 小时后可取下弃去。每日治疗 1 次，治疗 1 个月。

【适应证】肝豆状核变性脾肾阳虚证。

【注意事项】可能出现局部轻度皮肤瘙痒和红疹等过敏现象，停用或涂抹抗过敏药物可消失。

【出处】《河南中医药大学硕士毕业论文》2016.

（五）中药离子导入

💊 **处方 085**

黄芪 30g，丹参 25g，赤芍 20g，鳖甲 15g。

【用法】每日 1 剂，煎取 70mL，浸入药垫，选取期门穴、章门穴、肝俞穴、阿是穴，以中药离子导入仪导入，1 日 1 次，每次 30 分钟，电流控制在 4~10mA，每 6 日休息 2 日，总疗程 2 个月。

【适应证】肝豆状核变性痰瘀互结证。

【注意事项】①开关电流及调整电流应缓慢，避免产生过强刺激电流；②治疗过程中不能离开患者，随时观察患者的反应及时调节合适的电流量，注意控制电流谨防电灼伤；③检查治疗部位皮肤感觉有无异常、破损；如患者局部皮肤出现瘙痒、皮疹等皮肤过敏症状，可用皮炎平霜等药外涂局部，禁止搔抓，如果发生直流电灼伤，局部外用 2% 龙胆紫或湿润烧伤膏，注意预防感染即可；④通电开始时，电位器要从"0"位开始，缓慢调增到预定的电流强度；⑤治疗结束时，也要将电位器逐渐调至"0"位才关闭开关，以免患者受到突然通、断电的电击感；⑥肝区或脾区局部皮肤红肿、起疱、硬结，应停用。

【出处】《光明中医》2009，24（5）：900-901.

二、非药物外治法

（一）耳穴压豆法

💊 **处方 086**

耳穴：脾、迷走神经点、身心穴、快活穴、神门。

【操作】首先用探针在耳郭上自上而下滑行，寻找比较疼痛的耳穴敏感点。然后采用 75% 乙醇棉签自上及下、从耳前到耳后进行无菌操作。接着将王不留行籽贴于敏感点，按压刺激所贴穴位，以出现酸、胀、麻、痛感觉为宜，每日自行按压 4 次，每穴位按压 30 秒，以微痛为宜。每周更换 1 次，5 周为 1 个疗程。

【适应证】肝豆状核变性抑郁状态。

【注意事项】若患者局部出现耳郭破溃、水肿、过敏等情况，则不可采用耳穴贴压治疗，并给予对症处理 .

【出处】《安徽中医药大学学报》2020，39（5）：51-53.

（二）刺血疗法

处方 087

大椎、肝俞、脾俞、肾俞、丰隆、血海。

【操作】穴位经常规消毒后，手持消毒三棱针，以舒张手法轻按所选穴位皮肤，迅速垂直进针，刺入 3mm，迅速拔出，让血自然流出，大椎穴及下肢穴位放出约 5~10mL 血液，背部穴位放出 2~5mL 血液，均以血色变浅为度。然后再以火罐留于刺血处，以罐口盖住施术部位为宜，留罐 3~5 分钟。最后在施术后清除肌肤残余血液，常规消毒预防感染。每 8 天刺血一次。

【适应证】肝豆状核变性痰瘀互结证。

【注意事项】嘱患者放松心情，注意环境温度，要严格消毒。

【出处】《中医药临床杂志》2019，31（10）：1921.

（三）针刺

处方 088

风池（双侧）、廉泉、合谷、翳风（双侧）、金津、玉液、人迎、完骨、地仓、水沟、通里（双侧）、内关等穴。

【操作】根据不同穴位采用提插捻转泻法或补法、雀啄法、三棱针点刺等。有些穴位得气后即出针，有些留针 30 分钟。每日 1 次，15 天为 1 个疗程。

【适应证】肝豆状核变性肝肾阴虚证。

【注意事项】让患者保持舒适的体位，注意环境温度。

【出处】《现代养生》2019，（2）：169.

综合评按： 肝豆状核变性属于常染色体隐性遗传病，一经确诊则需终身用药，无症状型病例预后最佳，一旦出现失代偿期肝硬化和严重神经系统症状，即使治疗也难以完全缓解病情。西医治疗以减少铜吸收、促进铜排泄为主，对于严重肝硬化或急性肝衰竭者，需行肝移植治疗。中医学认为，本病当责之于肝，与虚、瘀、风、痰有关。中药外敷、穴位贴敷、中药离子导入可将中药有效成分通过穴位快速地送达体内，且能刺激穴位、经络，达到调整机体功能的目的。中药灌肠使药物通过直肠黏膜、肛周静脉丛渗透吸收，避免口服苦寒药物损伤脾胃阳气，又能快速发挥药物退黄作用。耳疗、针刺、刺血通过刺激穴位、经络，起到改善肝微循环、促进肝修复作用。中医外治应辨证与辨病相结合，针对病机与病症分别用药治疗，避免或减少常用西药的不良反应，积极控制症状，减缓病情发展。

第六节　肝纤维化

肝纤维化是存在于大多数慢性肝脏疾病过程中的病理变化，主要表现为肝组织内细胞外基质（extracellularmatrix，ECM）过度增生与沉积，从而导致肝脏组织结构异常改变，并影响肝脏正常生理功能。其本质是慢性肝病过程中一种可逆的肝组织损伤过度修复反应，肝纤维化的持续存在，伴随正常肝实质细胞的坏死和凋亡，而ECM不断累积，肝实质逐步被ECM形成的瘢痕组织取代，最终形成肝硬化，甚至引起门静脉高压或肝癌，导致肝功能衰竭。

1. 临床诊断

（1）临床上慢性肝病史患者如经肝组织病理学检查确定纤维化程度在F_2以上，即可确诊为肝纤维化。

（2）未行肝活组织检查的患者，可用无创诊断方法，如血清无创诊断模型，TE检测LSM、MRE、2d－SWE或ARFI达到肝脏纤维化硬度值，可确诊为肝纤维化。

（3）如不具备以上检查条件，肝脏 B 型超声检查见肝包膜粗糙、回声增密增粗不均匀或呈网络状、血管显示欠清晰、门静脉内径增宽、脾脏增厚等；肝功能生化检查正常或长期不稳定；血清纤维化标志物水平异常升高等，则高度怀疑肝纤维化。而肝纤维化四项检查因为受到肝脏炎症的影响较大，特异性不高，所以仅供临床参考。

（4）临床症状无特异性，可无症状或体征。除原发疾病临床表现外可有疲倦乏力、食欲不振、肝区不适或胀或痛、大便异常、舌质暗红或暗淡、舌下静脉曲张、脉弦细等。

2. 中医分型

（1）气阴虚损证　疲倦乏力，食欲不振，肝区不适或胀或痛，大便异常，舌质暗红，舌下静脉曲张，脉弦细。

（2）瘀血阻络证　面色晦暗，蜘蛛痣，肝掌，脾脏肿大，舌有瘀斑。

（3）肝胆湿热证　口干苦或口臭，胁胀或痛，纳呆，胃脘胀闷，倦怠乏力，巩膜皮肤黄染，大便黏滞秽臭或干结，舌质红，苔黄腻，脉弦数或弦滑数。

（4）肝郁脾虚证　胁肋胀满疼痛，胸闷善太息，精神抑郁或性情急躁，纳食减少，脘腹痞闷，神疲乏力，面色萎黄，大便不实或溏泻，舌质淡有齿痕，苔白，脉沉弦。

（5）肝肾阴虚证　胁肋隐痛，遇劳加重，腰膝酸软，口燥咽干，心中烦热，头晕目眩，失眠多梦，两目干涩。舌质红，苔薄白少津，脉弦细数。

一、药物外治法

（一）穴位贴敷

处方 089

百草霜、凤仙子、凤眼草、菖蒲、生鳖甲、生地、补骨脂、桑螵蛸、当归、乳香、没药、生牡蛎、蜈蚣、桃仁、三棱、莪术、生大黄、水蛭、胆南星、生草乌、郁金、甘遂、全瓜蒌。

【用法】按照传统中药加工工艺制成膏剂，摊于 8cm×8cm 白棉布上，药膏直径 3cm，每块药膏重 3g。选取水分穴、肝炎穴（经验穴，位于右侧期门穴水平向右旁开 3cm）和右侧肝俞穴。先将局部皮肤用温水洗净，药膏在文火上烤化，稍凉后贴敷于所选穴位上。伴有脾大者加敷缩脾穴（经验穴，左侧期门穴向左平腋正中线交叉处）。每 5 天换药 1 次，2 个月为 1 个疗程。

【适应证】肝纤维化瘀血阻络证。

【注意事项】可能出现局部轻度皮肤瘙痒和红疹等过敏现象，涂用抗过敏药物可消失。

【出处】《河北中医药学》2000，15（2）：7–11.

🥣 处方 090

甘遂、大戟、三棱、莪术、土鳖虫、木香、玄参、地龙各 10g，白芷、白花蛇舌草、生大黄各 30g，蜈蚣 5 条，天南星、全瓜蒌各 15g。

随症加减：水肿甚，腹大如臌而坚满者，加泽漆 30g、蟾蜍皮 10g；腹胀明显而腹水较少者，加枳实、青皮、陈皮各 20g。

【用法】上药研细末，装入 10cm×10cm 的布袋中，以食醋和匀，放入专用容器内加热。贴敷于期门、章门、神阙、肝脏局部、脾脏局部。每次贴敷 30 分钟，每日 2 次。若药粉冷却可再次加温。7 天为 1 个疗程，每个疗程结束后停敷 2 天，再进行下一个疗程，腹水消失后停用。

【适应证】肝纤维化瘀血阻络证。

【注意事项】可能出现局部轻度皮肤瘙痒和红疹等过敏现象，涂用抗过敏药物或停用可消失。

【出处】《湖北中医杂志》2004，26（1）：10–11.

（二）穴位注射

🥣 处方 091

苦参素注射液。

【用法】双足三里穴位注射，每穴 1mL，每周 3 次，10 次为 1 个疗程。

【适应证】肝纤维化肝胆湿热证。

【注意事项】注射部位出现硬结或感染等立即停止注射。

【出处】《中医研究》2011，24（10）：67–69.

处方 092

丹参酮ⅡA 注射液。

【用法】取穴：肝俞穴、期门穴、双侧足三里穴及三阴交穴。肝俞和期门每次任选一穴，每穴注射丹参酮ⅡA1mL，隔日 1 次，疗程为 3 个月。

【适应证】肝纤维化瘀血阻络证。

【注意事项】注射部位出现硬结或感染等立即停止注射。

【出处】《实用中西医结合临床》2007，1（7）：13-14.

（三）发疱疗法

处方 093

斑蝥膏（中药斑蝥磨粉，白凡士林调膏）。

【用法】至阳、膈俞（双）、三阴交（双）；大椎、胆俞（双）、阳陵泉（双）。每次选用 2 个穴位点贴敷斑蝥膏，灸疱直径控制在 2.0~3.0cm 之间，发疱后用医用创可贴外敷保护，让其自然吸收。穴位天灸每 5 天 1 次，每次 1 组穴位，上述 2 组穴位交替使用，共 6 次。

【适应证】肝纤维化肝胆湿热证。

【注意事项】穴位过敏、红肿者及时停用；发疱直径较大者或感染者，暂停。

【出处】《中国中医药信息杂志》2002，9（12）：48.

（四）中药封包外敷

处方 094

丹参 20g，赤芍 30g，三棱 20g，莪术 20g，延胡索 20g，桃仁 15g，郁金 15g，浙贝母 25g。

【用法】上药物浸水泡透，装入布包中，蒸热或微波炉加热，将药包放置于肝区或脾区，药包温度高者可用毛巾隔垫，逐渐减少毛巾层数，每次 40 分钟，日 1 次，10 天为一疗程。

【适应证】肝纤维化瘀血阻络证。

【注意事项】治疗过程中，避免局部烫伤，出现治疗部位皮肤起疱、红肿硬结时应停用。

【出处】贾一江，庞国明，府强.《当代中药外治临床大全》中国中医药
出版社.

（五）中药外敷

处方 095

熟地黄、墨旱莲、玉竹、女贞子、桑叶各等份。

【用法】药材混合熬制为膏状，摊平于纱布块上，分别选择期门、日
月、章门、肝俞、胆俞、脾俞穴，穴位常规消毒后，将药膏贴敷于穴位上，
固定好，24 小时更换 1 次，24 周为一疗程。

【适应证】适用于肝纤维化肝肾阴虚证。

【注意事项】少数患者会局部出现轻度皮肤瘙痒和红疹等过敏现象，涂
用抗过敏药物或暂停后可消失。

【出处】《陕西中医》2018，39（12）：1720.

（六）脐疗

处方 096

柴胡 9g，白术 15g，茯苓 15g，制半夏 8g，陈皮、白芍各 15g。

【用法】将上述方中的中草药粉碎成药末，再用 100 目筛筛过，取药末
3~6g，用适量姜汁调成糊状，取一块 10cm×10cm 纱布浸湿放于神阙穴，把
药均匀摊敷在纱布上，厚度 0.3cm，四周用小毛巾保护局部皮肤，以防烫
伤，用 TDP 灯照射，每日 1 次，每次 30 分钟，10 次为一疗程。

【适应证】肝纤维化肝郁脾虚证。

【注意事项】部分患者局部出现轻度皮肤瘙痒和红疹等过敏现象，涂用
抗过敏药物或暂停后可消失。注意患者皮肤，避免烫伤，若烫伤起疱，需
停用。

【出处】《四川中医》2008，26（8）：80-81.

二、非药物外治法

（一）针刺

🥣 处方 097

背部取穴如膈俞、肝俞、胆俞、T7 — 9 夹脊，腹部穴位如中脘、建里、下脘、期门、关门、太乙等，肩胛区穴位如肩中俞、肩外俞、天宗、曲垣等，特殊穴位如足三里、阳陵泉、太冲等。

【操作】留针 20 分钟，每 5~10 分钟捻针 1 次，每日针 1 次，15 天为 1 个疗程。

【适应证】肝纤维化气阴虚损证。

【注意事项】针刺处尽量保持清洁干燥，避免伤口感染。凝血功能差者禁用。

【出处】《中华中医药学刊》2017，35（7）：1687-1690.

（二）电针

🥣 处方 098

肝俞、足三里、丰隆、太冲。

【操作】选用 0.5 寸长毫针及上海产 G6805 针灸治疗仪电针穴位，留针 15 分钟，每天治疗 1 次，连续 6 天后休息 1 天，共治疗 12 周。

【适应证】肝纤维化气阴虚损证。

【注意事项】针刺处尽量保持清洁干燥，避免伤口感染。凝血功能差者禁用。

【出处】《湖北中医药大学学报》2014，16（3）：15-18.

🥣 处方 099

肝俞、胆俞、足三里、阳陵泉、三阴交、太冲（均双侧）。

【操作】所选穴位均进行常规消毒，针刺得气后接通 G6805- Ⅱ治疗仪，选用连续波，频率为 30~40Hz，刺激强度以患者肢体轻轻抖动为度。共治疗 3 个月。

【适应证】肝纤维化瘀血阻络证。

【注意事项】针刺处尽量保持清洁干燥，避免伤口感染。注意电流，防止漏电。

【出处】《中国针灸》2002，22（10）：697.

（三）艾灸

处方 100

百会、涌泉（双侧）、三阴交（双侧）、阳陵泉（双侧）和神阙。

【操作】患者取坐位或卧位，暴露足部至小腿部。百会、涌泉、三阴交、神阙采用温和灸法，阳陵泉用雀啄灸法，均以皮肤温热发红为度，切忌烫伤皮肤，每穴约10~15分钟。每日1次，艾灸5日后间歇2日，为1个疗程。

【适应证】肝纤维化气阴虚损证。

【注意事项】均以皮肤温热发红为度，切忌烫伤皮肤；若不慎灼伤皮肤，致皮肤起透明发亮的水疱，须注意防止感染；艾灸部位烫伤或起疱时立即停止，须注意防止感染。

【出处】《中国肝脏病杂志（电子版）》2016，8（2）：123-126.

综合评按： 肝纤维化属于肝炎与肝硬化的中间阶段，病因较多，西医需针对病因治疗，在无法明确病因的情况下，无特效的治疗方法，仅能保肝对症处理。中医学对肝纤维化病因病机的认识可总结为：感染湿热疫毒、药毒、酒毒等，加之饮食不节、劳欲损伤、情志失调、正气不足等，引起脾胃受损，肝失条达，湿、热、瘀、毒、虚错综复杂，合之于肝，迁延日久，最终形成肝纤维化。病变部位在肝，主要涉及脾、胃、肾，病性为"本虚标实，虚实夹杂"，治疗中，活血化瘀应贯穿整个过程。刺激性或碍胃的中药外用，经皮、黏膜吸收，吸收速度会减缓，减少了口服药物对胃肠的刺激及不良反应，延长吸收时间，药物可持续作用。通过刺激经络、腧穴，可调整机体气血阴阳，达到治病的目的。穴位注射，将药物作用于体内时，同时刺激腧穴、经络，可谓一举多得。但中医外治仍要遵守辨证论治的原则，积极发挥中西医的优势，更好地治疗疾病。

第七节　肝囊肿

肝囊肿是临床较为常见的肝脏良性疾病，有单发和多发之分，其大小不一，1~10cm 不等，大于 10cm 称巨大肝囊肿，容易引起压迫症状，继发感染、出血、囊肿扭转等，严重影响生活和工作。古代中医由于受历史条件的制约，没有现代 B 超、计算机断层扫描（CT）等检测仪器，对肝囊肿缺乏认识，也缺乏明确的记载。近代根据肝囊肿的症状、体征，将其归属于中医学"胁痛""癥瘕""积聚""痰饮""痞证"等范畴。本病病程较长，多因肝郁气滞，湿浊虫积日久，致气滞血瘀。中医治疗以整体观念为治病原则，依据肝囊肿之病机，清热解郁，平其肝而导其气，使气机条达，气行则痰自消；精选活血化瘀之药入药，攻逐体内瘀血，畅通血脉，消瘀散结；同时辅以保肝之品，增强肝脏免疫力，免受外邪侵入。整体辨证论治，对症下药，对肝囊肿有极其显著的疗效。

1. 临床诊断

较小的囊肿通常无症状；囊肿扩大后，可能会有肝脏、右上腹部不适、腹胀、腹部钝痛和腹部肿块；合并感染的患者可能有发热、疼痛；如果囊肿出血或破裂，可能会出现急性腹痛。根据临床表现和超声检查、CT、X线等结果明确诊断。

2. 中医分型

（1）气滞型　腹有包块，积块不坚，推之可移，时聚时散，或上或下，时感疼痛，痛无定处，腹胀满，胸闷不舒，精神抑郁，月经不调，舌红，苔薄，脉沉弦。

（2）血瘀型　腹有包块，积块坚硬，固定不移，疼痛拒按，肌肤少泽，口干不欲饮，月经延后或淋漓不断，面色晦暗，舌紫暗，苔厚而干，脉沉涩有力。

（3）痰湿型　腹有包块，按之不坚，或时作痛，胸脘痞闷，时欲呕恶，经行愆期，甚或闭而不行，舌淡胖，苔白腻，脉弦滑。

（4）毒热型　腹有包块拒按，腹及腰骶疼痛，烦躁易怒，发热口渴，便秘溲黄，舌红，苔黄腻，脉弦滑数。

一、药物外治法

（一）中药硬膏热贴敷

📖 处方101

柴胡、白花蛇舌草、黄芪、山楂、鳖甲、丹参、建曲、芍药、水蛭、茯苓、莪术、甘草。

【用法】松节油调成糊状，待用时将上药加入拌匀，摊在无毒塑料薄膜或双层纱布上，厚约1cm左右。贴敷时一般以剧痛点为中心，用药面积大于疼痛部位周边2~3cm，2日换药1次，3次为1个疗程。

【适应证】肝囊肿血瘀型。

【注意事项】皮肤发红，出现丘疹、水疱、瘙痒、糜烂时立即停止用药，局部涂用抗过敏药物。

【出处】《四川中医》1999，9：20.

📖 处方102

八月札、柴胡、丹参、元胡、姜黄、桂枝、泽兰、海藻、茯苓、泽泻、牵牛子、皂角刺、川楝子、南星、白芥子、川芎、青皮、三棱、莪术。

【用法】将上述药物加工成膏体10cm×15cm大小的中药巴布制剂备用。根据B超或CT检查提示的囊肿具体位置，取胶瘤巴布膏1贴，贴于囊肿对应的皮肤上，每天1次，每次12小时，夜敷昼取（晚上8点~早上8点）。3个月为一疗程。

【适应证】肝囊肿痰湿型。

【注意事项】①注意中药硬膏的温度，防止烫伤；②密切观察皮肤的情况，防止过敏。

【出处】《中医外治杂志》2018，27（6）：61-62.

（二）中药热敷

处方 103

当归、川芎、苍术各 40g，木香、乳香、没药、枳壳、元胡各 30g，皂角刺 20g，三七粉 5g。

【用法】用白棉布缝制 25cm×30cm 的长方形药袋，将上药装入，放入蒸笼文火蒸，首次蒸 1 小时后，将药包热敷于患处。以后使用时再蒸 40 分钟，再热敷于患处，每天最少两次，1 付药可反复蒸敷 1 周。

【适应证】肝囊肿痰湿型伴有胁肋疼痛者。

【注意事项】药包放至适合温度，勿烫伤皮肤。

【出处】《陕西中医》2004，25（3）：254.

二、非药物外治法

（一）针刺

处方 104

日月（右侧）、胆囊穴、期门（右侧）、阳陵泉。

【操作】采用克 6805-A Ⅱ脉冲式电针仪，电压恒定，连续波，输出调节指针为 3~4。脂餐后 2 小时进行电针治疗，连续电针 60 分钟，每 15 分钟加量 0.5，起针后口服 33% 硫酸镁溶液 30mL。

【适应证】肝囊肿气滞型。

【注意事项】日月、期门平刺，应根据患者胖瘦，勿针刺过深伤及内脏，应沿着肋缘，避免刺及骨膜及肋间神经；胆囊穴、阳陵泉穴直刺。

【出处】《针灸临床杂志》2010，26（9）：36-38.

处方 105

阳陵泉、丘墟、太冲、胆囊穴、日月、期门、胆俞。

【操作】患者坐位，首先选穴定位，局部常规消毒。阳陵泉、丘墟、太冲等 3 穴分别用消毒的 2 寸、1 寸、1.5 寸毫针快速刺入皮下，达到理想深度后采用捻转强刺激手法，待患者得气，自觉胆囊区疼痛减轻舒畅时，每隔 3~5 分钟行针 1 次，每次留针时间为 20~30 分钟，余穴按常规刺法操作。每天 1 次，10 天为一疗程，休息 1 周后进行第 2 个疗程。

【适应证】肝囊肿痰湿型。

【出处】《针灸临床杂志》2005，21（10）：22-23.

处方 106

合谷、曲池、中脘、下脘、梁门、天枢、气海、关元、阳陵泉、足三里、上巨虚、阴陵泉、三阴交、太冲。

【操作】让患者取仰卧位，先选穴定位，局部消毒，用 2 寸针灸针针刺上述穴位。每 5 分钟行针 1 次，每次留针时间 20~30 分钟。每天 1 次，1 周为 1 个疗程。

【适应证】肝囊肿痰湿型。

【出处】《中国医药指南》2009，7（16）：102.

（二）耳穴压豆

处方 107

耳穴：两耳交感、神门、肝、胆、胃、十二指肠。

【操作】将胶布剪成直径 0.6cm 的小方块，耳郭用 75% 酒精消毒，把王不留行籽黏在胶布中间，然后按压在穴位上，每次选 2~4 穴，两耳同时或交替使用，每日餐后轻轻按压 5 分钟，或逐穴按压，每穴按压 10~20 秒，疼痛发作时随时按压。

【适应证】肝囊肿气滞型。

【注意事项】注意不可用力过度，以免损伤皮肤，以按压后出现酸、麻、胀、痛感为宜，2~3 天更换 1 次穴位。

【出处】《辽宁中医药大学学报》2010，12（5）：181-182.

（三）手法点穴

处方 108

中脘、中极、日月、足三里、胆囊穴、胆俞、上脘、脐中、渊腋、章门。

【操作】令患者仰卧位，两手放于体侧，医者双手成虎掌。从患者中脘穴向下至腹中极穴范围依次反复导引约 5~10 分钟，至腹中出现胃肠蠕动的肠鸣音为止。再用拇指或中指、示指对准胆区或结石区，作适度点按，以腕为轴，频率在每分钟 240 次以上。中脘、日月、足三里、胆囊穴至背部胆俞等，每穴约 2 分钟。再令患者侧卧，暴露右肋区，医者双手成空心掌，右手掌从上脘、脐中，左手掌从渊腋至章门，依次反复拍打。意念将结石震松、震碎，频率每分钟 200 次左右，力度以患者能耐受为度。约 5 分钟后，令俯卧，从背部大椎以下偏右侧，从上至下拍至肾俞，依次反复进行约 5 分钟后，结束治疗。每次治疗时间约 3 分钟。每日 1 次，10 次为 1 个疗程。

【适应证】肝囊肿气滞型。

【注意事项】注意患者体位，注意患者所处的室内温度。

【出处】《中国校医》2011, 25（8）: 634–639.

（四）艾灸

处方 109

肝俞、胆俞；胆囊穴、足三里、阳陵泉；丘墟、太冲。

【操作】①灸胆囊穴、足三里、阳陵泉：（a）温和灸：将艾卷点燃后，靠近穴位熏烤，艾卷距穴位约 3cm，如局部有温热舒适感觉，就固定不动，每次 10~15 分钟，以灸至局部稍红晕为度，隔日施灸 1 次，每月灸 10 次。（b）瘢痕灸：足三里穴施艾炷瘢痕灸，可 3 天 1 次，每次各灸 3~5 壮，艾炷如麦粒、黄豆或半个枣核大。②肝俞、胆俞灸常用温和灸。③灸丘墟、太冲：（a）隔姜灸：取俯卧位。用鲜姜片厚约 0.4cm，放于穴位上，上置艾炷灸之。每次施灸 5~10 壮，艾炷如黄豆或小莲子大，隔日施灸 1 次，10 次为一灸程。（b）无瘢痕灸：取俯卧位。按艾炷无瘢痕灸法操作。每穴每次施灸 3~5 壮，艾炷如黄豆或小莲子大。

【适应证】肝囊肿痰湿型。

【注意事项】灸至灼痛则迅速更换艾炷，谨防起疱，防止感染。

【出处】《黑龙江医药科学》2011, 34（3）: 76.

综合评按： 肝囊肿多发于 50 岁以上人群，目前通过超声、CT、核磁共振等检查手段于正常人群中检出率为 2.5%~5.0%。男女无明显差异，随年龄增长发病率有升高趋势。早期无明显症状，随着囊肿增大可出现不同程度上腹饱胀、隐痛、食欲下降，压迫邻近器官组织时可见疼痛、恶心呕吐、黄疸等症状，发生出血、穿孔或破裂时可出现急腹症。既往西医治疗多采取微创腹腔镜下开窗引流术、CT或超声引导下经皮穿刺抽液治疗等。本病属中医学"积聚"范畴，其病位虽在于肝，但病因病机与脾有关。中医外治在治疗肝囊肿，特别是在改善症状、抑制肝囊肿发展方面疗效显著，有些外治法甚至能达到缩小肝囊肿的作用。穴位贴敷、中药热敷等疗法，能直接作用于肝囊肿部位，迅速起效。而针灸疗法，通过穴位刺激，能减轻本病胁痛等症状。在临床上可以根据患者病情辨证选用1种或多种中医外治法进行治疗。

第八节 肝硬化

肝硬化是一种常见的慢性肝病，是由一种或多种病因长期或反复作用而造成的弥漫性肝脏损害。临床上以肝功能损害及门脉高压为主要表现，晚期常出现严重并发症。引起肝硬化的原因很多。西方发达国家主要以酒精性肝硬化为主，在我国由病毒性肝炎引起的肝硬化居首位，其中以乙型和丙型肝炎后肝硬化占绝对多数。该病一般起病缓慢，症状隐匿，临床表现常不明显，无特异性，且多不典型。根据引起肝硬化病因，可分为病毒性肝炎肝硬化、酒精性肝硬化、代谢性肝硬化、胆汁淤积性肝硬化、肝静脉回流受阻性肝硬化、自身免疫性肝硬化、毒物和药物性肝硬化、营养不良性肝硬化、隐源性肝硬化等。

1. 临床诊断

（1）形态学诊断 肝脏明显变小，硬度增加；正常肝小叶结构消失，被假小叶取代，再生结节形成。

（2）临床诊断标准

①门脉高压表现：脾肿大，脾功能亢进，食管和胃底静脉曲张，痔核

形成，腹水出现，腹壁静脉曲张。

②肝功能不全

a 体征：消瘦乏力、皮肤干燥、色素沉积、面色灰暗、口角炎、面部毛细血管扩张、蜘蛛痣、肝掌、男性乳房增大、睾丸萎缩、性欲减退等。

b 肝功能检查：程度不等的贫血，白细胞、血小板和血清白蛋白浓度降低，球蛋白升高，凝血酶原时间延长，血清胆固醇酯减少，血清胆碱酯酶减少，肝脏的清除试验异常，谷丙转氨酶、谷草转氨酶、胆红素异常，谷氨酰转酞酶升高，反映肝纤维化的血清学指标可增高。

c 腹水。

d 肝性脑病。

③影像学检查：B 超、CT、MRI、放射性核素显像等检查显示肝硬化征象。

2. 中医分型

（1）肝气郁结证　胁肋胀痛或窜痛，急躁易怒，喜太息、口干口苦，或咽部有异物感，脉弦。

（2）水湿内阻证　腹胀如鼓，按之坚满或如蛙腹，胁下痞胀或疼痛，脘闷纳呆，恶心欲吐，舌苔白腻或白滑，脉细弱。

（3）湿热蕴结证　目肤黄染，色鲜明，恶心或呕吐，口干或口臭，小便黄赤，大便秘结或黏滞不畅，舌苔黄腻，脉弦滑或滑数。

（4）肝肾阴虚证　腰痛或腰酸腿软，胁肋隐痛，劳累加重，眼干涩，五心烦热或低热，舌红少苔，脉细或细数。

（5）脾肾阳虚证　腹部胀满，入暮较甚，大便稀薄，阳痿早泄，神疲怯寒，下肢水肿，小便清长或夜尿频数，面色萎黄或苍白或晦暗，舌质淡胖，苔润，脉沉细或迟。

（6）瘀血阻络证　胁痛如刺，痛处不移，腹大坚满，按之不陷而硬，腹壁青筋暴露，胁下积块（肝或脾肿大），舌质紫暗，或有瘀斑瘀点，唇色紫褐，舌下静脉怒张，脉细涩或芤。

一、药物外治法

（一）穴位贴敷

🥣 **处方 110**

水红花子 500g，醋白术 500g，炒水蛭 250g，藏红花 50g，败酱草 500g，郁金 500g，皂角刺 250g，茵陈 500g，橘络 250g。

【用法】以上九味，取白术、郁金置挥发油提取装置中提取挥发油，蒸馏后的残液另器收集；将水红花子、皂角刺、橘络、败酱草、茵陈加 10 倍量水，浸泡 4 小时，煎煮，共 3 次，合并 3 次煎液，浓缩；将浓缩液与白术、郁金提油后的残渣合并。滤过，浓缩为膏状，喷雾干燥；水蛭、藏红花烘干成超微粉。上述细粉混合均匀，加入环糊精包合的挥发油，均匀，干燥，分装即得，密封备用。取上述药粉 50g，用姜汁适量调成膏状，平摊于 4cm×4cm 的纱布上，分别贴敷于肝、脾体表投影区；另取 30g 药粉，调膏后分摊于 2cm×2cm 的纱布上，分别贴敷于神阙穴、双侧足三里穴，胶布固定，以神灯照射 20 分钟，1 天 2 次，24 小时换药 1 次。次日用适量醋调膏，贴敷方法同上。1 个月为一疗程。

【适应证】肝硬化瘀血阻络证。

【注意事项】可能出现局部轻度皮肤瘙痒和红疹等过敏现象，涂用抗过敏药物可消失。

【出处】《中医外治杂志》2009，18（4）：6-8.

（二）中药灌肠

🥣 **处方 111**

柴胡 15g，当归 15g，茯苓 15g，白芍 15g，白术 15g，炙甘草 15g，干姜 6g，薄荷 6g，大黄 10g，厚朴 15g，丹参 30g，黄芪 30g。

【用法】上方水煎取至 100mL，温度控制在 35~40℃，灌肠时患者取左侧卧位，将臀部抬高，髋、膝部屈曲，然后将吸痰管插入肛门 25~30cm，缓慢、匀速滴入中药，完毕后转换为右侧卧位并保持至少 1 小时，每晚 1 次，2 周为一疗程。

【适应证】肝硬化肝气郁结证。

【注意事项】灌肠前，应嘱患者先排便，肛管粗细合适，药量适宜；灌肠操作时，手法宜轻柔，不易过快过猛。年老体弱、严重痔疮、下消化道出血患者不宜行中药直肠滴入；肛门、直肠和结肠等手术或大便失禁的患者不宜行中药直肠滴入；不能耐受或大便泄泻严重时停用。

【出处】《湖北中医药大学 2014 届硕士毕业论文》。

处方 112

黄芪 30g，白术 10g，苍术 10g，莪术 15g，三棱 15g，鳖甲 15g，桂枝 10g，丹参 30g

【用法】上述药物煎成灌肠液 100mL，温度控制在 37~40℃，予保留灌肠，2~3 次 / 周，4 周为一疗程。

【适应证】肝硬化水湿内阻证。

【注意事项】不能耐受或大便泄泻严重时停用。

【出处】《山西中医学院学报》2009，10（3）：39-41.

（三）穴位注射

处方 113

华蟾素注射液。

【用法】华蟾素注射液 5mL 双足三里穴位注射，每日 1 次，3 个月为一疗程。

【适应证】肝硬化瘀血阻络证。

【注意事项】注射部位出现硬结或感染等立即停止注射。

【出处】《临床和实验医学杂志》2006，5（8）：1077-1078.

处方 114

丹参注射液。

【用法】用注射器抽取丹参注射液，在双侧肝俞、足三里、三阴交、太冲处常规消毒，将针头快速刺入穴内，待有酸胀感后，抽无回血，即可将药物分别注入各穴内，每穴 1mL，1 次 / 天，选取一侧四穴位，左右两侧交替注射，连续 6 天后休息 1 天，3 个月为一疗程。

【适应证】肝硬化瘀血阻络证。

【注意事项】注射部位出现硬结或感染等立即停止注射。

【出处】《中国现代药物运用》2012，6（1）：12-13.

（四）中药外敷

处方115

柴胡、薄荷、茯苓、白术、陈皮、丹参、王不留行、水蛭、莪术、延胡索、冰片、大黄。

【用法】上述药物研末，将药末醋调，敷于外敷穴位（包括肝区、期门、章门、日月等穴位）。每日1次，每次1贴。肝区，隔日1次，10次为一疗程。

【适应证】肝硬化瘀血阻络证。

【注意事项】少数患者局部出现轻度皮肤瘙痒和红疹等过敏现象，涂用抗过敏药物或暂停后可消失。

【出处】《辽宁中医杂志》2013，40（8）：1650.

处方116

大黄15g，莱菔子30g，麻黄15g，巴豆10粒，郁金30g，苍术30g。

【用法】共研粉分5次，以米酒湿润，做成圆饼状，外敷肚脐，外加热水袋，热敷30分钟，每日3次，5天为一疗程。

【适应证】肝硬化水湿内阻证。

【注意事项】少数患者局部出现轻度皮肤瘙痒和红疹等过敏现象，涂用抗过敏药物或暂停后可消失。

【出处】《实用中医药杂志》2009，25（9）：589.

（五）中药离子导入

处方117

黄芪30g，当归20g，僵蚕20g，赤芍30g，旱莲草30g，牡蛎30g，丹参30g，茵陈30g。

【用法】每日1剂，水煎取汁100mL，浸入药垫，选取期门穴、章门穴，以中药离子导入仪导入，1 日 1 次，每次 30 分钟，30 天为 1 个疗程。

【适应证】肝硬化气虚瘀血证。

【注意事项】①开关电流及调整电流应缓慢，避免产生过强刺激电流；②治疗过程中不能离开患者，随时观察患者的反应及时调节合适的电流量，注意控制电流，谨防电灼伤；③检查治疗部位皮肤感觉有无异常、破损，如患者局部皮肤出现瘙痒、皮疹等皮肤过敏症状，可用皮炎平霜外涂局部，禁止搔抓，如果发生直流电灼伤，局部外涂 2% 龙胆紫或湿润烧伤膏，注意预防感染即可；④通电开始时，电位器要从"0"位开始，缓慢调增到预定的电流强度。一般局部电流不超过 40mA，全身电流量不超过 60mA，小部位电流量不超过 10mA，面部电流量不超过 5mA；⑤治疗结束时，也要将电位器逐渐调至"0"位才关闭开关，以免患者受到突然通、断电的电击感；⑥肝区或脾区局部皮肤红肿、起疱、硬结，应停用。

【出处】《湖北中医杂志》2010，32（3）：42.

二、非药物外治法

（一）针刺

处方 118

肝气郁结证：期门、内关、太冲。用泻法，兼水湿内停加阳陵泉、水分、气海，平补平泻。

处方 119

脾虚湿盛证：脾俞、中脘、足三里、阴陵泉、水分，平补平泻。

处方 120

脾肾阳虚证：脾俞、肾俞、水分、足三里、气海，平补平泻。

处方 121

肝肾阴虚证：肝俞、肾俞、阴陵泉、三阴交、足三里，平补平泻。

【注意事项】针灸部位出现硬结或感染等立即停止。

【出处】《中国中西医结合消化杂志》2011，19（4）：277-279.

🥣 处方 122

水分、气海、关元、中极，双侧足三里、太冲、肾俞、三阴交、阴陵泉穴。

【操作】患者俯卧位，针刺双侧肾俞，再取平卧位，采用平补平泻法行针，并于水分、气海、关元、中极、足三里、三阴交、阴陵泉、太冲穴进行针刺治疗，直刺 1~2 寸，采用平补平泻法行针，留针 30 分钟。每日 1 次，1 周为 1 个疗程，连续治疗 4 个疗程。

【适应证】肝硬化水湿内阻证。

【注意事项】针灸部位出现硬结或感染等立即停止。

【出处】《上海针灸杂志》2019，38（6）：593-596.

（二）肝病治疗仪

🥣 处方 123

HD 肝病治疗仪。

【操作】按照 HD 肝病治疗仪说明书操作，每天治疗 1 次，每次 30 分钟，连用 12 周为一疗程。

【适应证】肝硬化。

【注意事项】肝区局部皮肤红肿、起疱、硬结，应立即停用。

【出处】《上海中医药杂志》2003，37（5）：17-19.

（三）艾灸

🥣 处方 124

百会、涌泉（双侧）、三阴交（双侧）、阳陵泉（双侧）和神阙。

【操作】患者取坐位或卧位，暴露足部至小腿部。百会、涌泉、三阴交、神阙采用温和灸法，阳陵泉用雀啄灸法，均以皮肤温热发红为度，切忌烫伤皮肤，每穴约 10~15 分钟。每日 1 次，艾灸 5 日后间歇 2 日，为 1 个疗程，共 4 个疗程。

【适应证】肝硬化水湿内阻证。

【注意事项】均以皮肤温热发红为度，切忌烫伤皮肤；若艾灸部位烫伤或起疱时立即停止，须注意防止感染。

【**出处**】《中国肝脏病杂志（电子版）》2016，8（2）：123-126.

综合评按：肝硬化是临床常见病，是肝脏疾病相对较晚的阶段。中医从整体观、辨证论治出发，对缓解肝硬化患者的症状、改善远期预后取得了很好的疗效。中医学认为，肝硬化是由肝脾肾三脏功能失调，气滞、血瘀、水停瘀结腹中所致，本病本虚标实，虚实夹杂，治以养阴、益气健脾、活血、行气、利水、补肾为原则。中医外治，以中医经络和脏腑学说为理论基础，将药物通过皮肤、经络、腧穴送入体内，能快速、持续地作用。而且将刺激性或药性峻猛的中药外用，可以减少药物的不良反应，减少对肝脏的毒性，同时起到软坚散结的作用。而穴位注射是将药物通过穴位注射入体内，不仅能发挥药效，还可以刺激穴位、经络，达到调整身体功能的作用。但中医外治有自身的局限性，也有相应的不良反应，治疗疾病时，应博采众长，将患者利益做到最大化。

第九节 肝硬化腹水

肝硬化腹水俗称肝腹水，是由于肝细胞变性、坏死、再生，促使纤维组织增生和瘢痕收缩，致使肝脏质地变硬形成肝硬化，从而引起门静脉高压、肝功能损害，导致腹水生成。腹水是肝硬化最常见的并发症之一。肝硬化腹水主要由门静脉高压、肾素—血管紧张素—醛固酮系统（RAAS）活性增强、低蛋白血症、淋巴回流受阻等多种因素共同作用形成。

1. 临床诊断

根据有肝病病史，腹胀、腹围增大的临床表现，腹部叩诊呈浊音或移动性浊音阳性，结合腹部超声、CT 等检查进行诊断。初发腹水患者均应进行腹腔穿刺检查排除亚临床感染。

2. 中医分型

（1）气滞湿阻证 腹大胀满，按之不坚，腹部青筋暴露，两胁胀痛，食欲不振，食后作胀，肢体困倦，小便短少。舌苔白腻，脉弦滑。

（2）气滞血瘀证　腹大坚满，青筋暴露，胁下肿块刺痛，面色黧黑，皮肤可见丝纹状血痣，手掌赤痕，口干渴，但欲漱口而不欲咽，大便色黑，唇色紫暗。舌质紫暗或有瘀斑，舌下静脉曲张，脉细涩。

（3）湿热蕴结证　腹大坚满，脘腹撑急胀痛，烦热口苦，渴而不欲饮，小便赤涩，大便秘结，舌尖边红苔黄腻，脉弦数。

（4）寒湿困脾证　腹大胀满，按之如囊裹水，胸脘胀闷，得热稍舒，精神困倦，怯寒懒动，小便少，大便溏，舌苔白腻脉缓。

（5）脾肾阳虚证　腹部胀大，入暮益甚，按之不坚，兼有面色晦滞，畏寒肢冷，身体疲倦，尿少便溏或下肢浮肿，舌质淡胖苔薄白滑。脉沉细无力。

（6）肝肾阴虚证　腹大胀满，甚则青筋暴露，形体消瘦，面色萎黄或面黑唇紫，口燥心烦，手足心热，尿少黄短，大便干，或见齿鼻衄血。舌质红绛，少津无苔，脉弦细数。

（7）气血两虚证　腹大胀满，头晕心悸，面色无华，神疲乏力，食欲不振，两胁隐痛，舌质淡苔薄白，脉象虚弱。

一、药物外治法

（一）中药硬膏

处方 125

甘遂 3g，甘草 3g，车前草 10g。

【用法】按比例打粉混匀后，取 10g 药粉予以蜂蜜调匀，外敷脐部神厥穴，覆盖范围为 4cm×4cm，厚 0.5cm 的正方体药饼膏，外用医用胶布固定。上药物研粉末，与蜂蜜调成中药硬膏，贴于胆囊处，用胶布固定，每日贴 12 小时，10~15 日为 1 个疗程。

【适应证】肝硬化腹水气滞湿阻证。

【注意事项】消水膏敷脐，每日晨起排尽小便后贴敷神阙穴，每次敷脐 12 小时，并配合限水限钠。

【出处】《广州中医药大学硕士研究生毕业论文》。

（二）中药外敷

处方 126

大黄、黄芪、厚朴、甘草、槟榔、沉香、大戟。

【用法】将上述药物研细磨粉后，取 12g 药物粉末，以食醋调匀，待其呈糊状后敷于患者脐部，之后用纱布将药物覆盖并使用医用胶布固定，纱布上方放置热水袋目的为使药物热敷，每次敷药时间持续 12 小时，每日敷用 1 次，持续治疗 3 个月。

【适应证】肝硬化腹水气滞湿阻证。

【出处】《中医临床研究》2013，12（5）：47.

处方 127

芒硝。

【用法】将芒硝碾碎，500g/ 次，装入 30cm×15cm 长方形棉布袋，平摊于患者腹部，每次敷 1 小时，2 次 / 天，定期更换芒硝。

【适应证】肝硬化腹水。

【注意事项】注意局部保暖，注意防止过敏。

【出处】《中国中西医结合消化杂志》2013，21（8）：436.

（三）脐火疗法

处方 128

黄芪、丹参、茯苓、炙甘草、炒山药。

【用法】将中药黄芪、丹参、茯苓、炙甘草、炒山药等磨成药粉，加热水调和成药膏，拍成厚 1.5cm、直径为 3~4cm 的药饼，趁热放于肚脐正中的神阙穴上，将制作好的 5~6cm 长的蜡纸卷筒（由草纸和蜡纸组成，中间空心）竖在药饼上点燃，使燃烧的热力和烟雾穿过药膏，发挥药物的作用，燃尽后更换第二根；每天 1 次，每次 5~6 壮，5 天为 1 个疗程，连续 3 个疗程。

【适应证】肝硬化腹水（气滞湿阻证、寒湿困脾证）。

【注意事项】注意局部保暖，规范操作，防止烫伤。

【出处】《陕西中医》2015，36（7）：847.

（四）中药灌肠

🥢 **处方 129**

补骨脂 30g，桂枝 10g，茯苓、赤芍、大腹皮各 30g，生大黄、生山楂各 15g。兼有肠胀气者加桔梗；伴有消化道出血者加黄连、三七粉；伴有肝性脑病者加栀子、石菖蒲。

【用法】每剂中药浓煎至 150~200mL，每日 1 剂，分 2 次给药。采用 F22 号导尿管，经肛门将煎液缓慢滴入直肠，尽量保持导尿管的深度和维持 30~60 分钟的点滴速度，以利吸收。30 天为 1 个疗程。

【适应证】肝硬化腹水。

【注意事项】注意局部保暖，灌肠后臀部高位保持 30 分钟。

【出处】《浙江中西医结合杂志》2002，12（2）：97.

（五）荷叶中药封包

🥢 **处方 130**

甘遂、砂仁、牵牛子、葶苈子、肉桂、木香。

【用法】将上述中药粉碎后，200 目过滤网过筛后，加以赋形剂进行调和，均匀涂在患者脐周腹部（神阙、中脘、气海等穴），药物厚约 1cm，每日 1 次，7 天为一疗程。

【适应证】肝硬化腹水气滞湿阻证。

【注意事项】注意保温保暖，避免受凉；中医封包的温度根据患者对温度的耐受度调节。

【出处】《光明中医》2015，30（6）：1209.

（六）穴位注射

🥢 **处方 131**

呋塞米。

【用法】选择合适的针头：取无锈、无弯、无钩 6~7 号针头。将患者摆好体位，取穴三阴交、足三里或肾俞，常规消毒皮肤，开皮进针要快、要准，进针至患者有酸、麻、胀、重感，抽无回血后将药液推入，缓慢出针，到皮下时快速拔出。呋塞米剂量为每次 10~20mg，隔日 1 次。

【适应证】肝硬化腹水。

【注意事项】①在操作过程中，可有滞针或晕针情况发生，如出现滞针可稍停 2~3 秒，或在附近的肌肉针刺后再拔出可缓解滞针。如有晕针针刺人中和中冲穴即可缓解。在注射时分散患者的注意力，做好心理护理，可减少滞针、晕针的发生。②取穴一定要准，否则达不到满意疗效，在注射用药时，两侧肢体可轮流取穴，再次注射时，最好避开上次的针眼，可变换角度开皮后再刺入穴位。有时拔针后有出血，是由于刺破毛细血管引起的，用无菌干棉签按压针眼片刻即可。③在穴位给药后的 15~30 分钟之内患者开始排尿，对于腹水严重、长期卧床、活动不便、衰弱或老年患者，最好在床上排尿，不习惯者可下床排尿，护士必须在床旁守护，以防止摔伤等情况的发生。④加强巡视，观察尿量，做好记录，同时注意观察血压、脉搏、呼吸的变化，每日测腹围、体重并记录，观察腹水消退情况。⑤由于腹水患者皮肤抵抗力降低，因此要做好皮肤护理。

【出处】《齐齐哈尔医学院学报》2001，22（8）：925.

（七）穴位贴敷

处方 132

当归 15g，川芎 20g，党参 30g，黄芪 40g，猪苓 20g，茯苓 30g，肉苁蓉 10g，泽泻 20g，冰片 10g。

【用法】将上述中药研磨成粉剂，再用米醋调制成糊状，制成10cm×10cm，厚约 0.3cm 放置于贴敷剂中。将贴敷剂敷于气海、关元、天枢、神阙等穴，在贴敷剂上方盖以 12cm×12cm 的纱布，再用腹带包扎固定，贴敷时间为 6 小时，弃药，清洗贴敷部位及周边皮肤。每日 1 次，14天为 1 个疗程。

【适应证】肝硬化腹水寒湿困脾证。

【注意事项】①先观察患者脐及周边皮肤的情况（有无皮肤过敏、破损、红肿、发热等），清洁脐及周边皮肤，便于药物吸收。②贴敷剂过干，容易脱落，影响疗效；过湿容易渗漏，污染衣服及床单被套。③穴位贴敷时间过短达不到治疗效果，穴位贴敷时间过长易导致药物渗漏、脱落、皮肤过敏等，同时也降低患者对中药穴位贴敷治疗的依从性。因此，建议中药穴位贴敷时间一般为 6 小时，由每日 9：00 起贴敷至当日 16：00 弃之。

【出处】《上海针灸杂志》2019，38（3）：257.

处方 133

甘遂、牵牛子、防己、槟榔、沉香、桂枝。

【用法】甘遂、牵牛子、防己、槟榔、沉香、桂枝各等份，烘干，共研细末，调匀，装瓶备用。使用时先将脐部用温水洗净，然后取药粉 12g，加适量鲜葱白共捣融成青，制成饼状置于肚脐上，外盖纱布，并以胶布或绷带固定，昼用夜取，每天换药 1 次。

【适应证】肝硬化腹水气滞湿阻证。

【注意事项】患者敷药后可能出现局部皮肤潮红，部分有瘙痒感，注意皮肤的护理。

【出处】《中医外治杂志》1995，（6）：121.

处方 134

芒硝、丹参、苍术、车前子、泽泻、大黄。

【用法】所有中药材均用捣碎机充分碾碎，研磨成细粉末状，过滤后密封保持。现用现配，1 次 / 天，6 小时 / 次，晚上敷于神阙穴。疗程为 15 天。

【适应证】肝硬化腹水湿热蕴结证。

【注意事项】为防止过敏现象的发生，选用蜜糖和红花乙醇作为药粉的调节剂，蜜糖的作用是其具有很好的亲和性，可以使中药一直保持良好的黏合与湿润性质。红花乙醇则具有比较强大的渗透性，有活血化瘀、舒经通脉的作用，可以保护皮肤不受伤害。选用的包中药的纱布必须经严格的质量检查，不滥用便宜的医疗器材，纱布的通透性必须是很好的，而且方便可靠，不会引起皮肤过敏等症状。

【出处】《系统医学》2017，2（18）：37–38.

（八）电磁远红外导入

🥣 处方 135

阿魏 1、丹参 2、桃仁 1、当归 1、水蛭 1、三棱 2、莪术 2。

【用法】先把上述的中药依上述比例打成细末，取细末装入自制的中药布袋，药袋大小 21cm×15cm。用 20mL 米醋把药袋两面浸湿，然后把药袋放入电磁热垫，再把电磁热垫捆在患者肝区部位，依患者感受调好时间、温度、透化强度。每次治疗 1 小时，每日 2 次，温度 38~41℃。治疗 1 周后，若有脾大，也可加敷脾大区域。每个中药袋使用 15 小时后更换。疗程 60 天。

【适应证】肝硬化腹水气滞血瘀证。

【注意事项】注意保暖；注意温度避免烫伤；注意电源，避免漏电。

【出处】《湖南中医药大学硕士学位论文》。

二、非药物外治法

（一）温和灸

🥣 处方 136

天枢（双侧）、神阙和足三里穴（双侧）。

【操作】患者先取俯卧位，取艾条 1 支，将艾条的一端点燃，对天枢、神阙和足三里穴由上到下依次艾灸，每穴艾灸 5 分钟。每日 1 次。

【适应证】肝硬化腹水寒湿困脾证、气滞湿阻证、脾肾阳虚证。

【注意事项】在施灸时，以患者局部有温热感而无灼痛至皮肤稍起红晕为度，施灸者可将示、中两指置于施灸部位两侧来测知局部受热程度，以便随时调节施灸距离，掌握施灸时间，防止烫伤。

【出处】《中国中西医结合消化杂志》2013，21（8）：436.

（二）通阴三阳灸

🥣 处方 137

神阙穴。

【操作】将通阴三阳灸粉（制附子、干姜、生姜皮、细辛、肉桂、香附等）、姜泥、艾绒依次叠加铺于腹部，以神阙穴为中心，直径约为 10cm，然后再进行灸法，每次治疗时间为 30 分钟。1 次 /3 天，3 次为一疗程，共 3 个疗程。

【适应证】肝硬化腹水脾肾阳虚证。

【注意事项】掌握施灸的温度、时间，防止烫伤。

【出处】《中西医结合肝病杂志》2018，28（6）：343.

（三）肝病治疗仪

处方 138

肝、胆、脾俞、章门、下期门、足三里。

【操作】肝病治疗仪（HD-91-Ⅱ型肝病治疗仪）佐治，患者平卧或侧卧，选择电场（程序电场或交叉电场），程序电场 1 个负极 3 个正极，一对穴一对穴地循环刺激；交叉电场 2 个正极 2 个负极相互切换刺激。程序电场取穴负极在背部的肝、胆、脾俞，3 个正极在胸部章门、期门、足三里穴；交叉电场肝区取一对穴，下肢取一对穴或肝区前后取一对穴，左右取一对穴。采用Ⅱ频，输出量 30%~50%，每日 1 次，每次 30 分钟，30 天为 1 个疗程，视病情可进行 2~3 个疗程。

【适应证】肝硬化腹水。

【注意事项】①操作人员要了解掌握仪器功能，HD-91-Ⅱ型肝病治疗仪的作用机制是集针灸、按摩、电场、脉冲为一体，将其产生的特殊脉冲波信号刺激人体相应穴位，按摩肝胆脾，排除瘀血，改善肝内微循环，使肝脏血流加快，血流量增加，从而修复受损的肝细胞，恢复肝功能。②正确选择电场及穴位。③对接受治疗的患者，首先了解病情、病史及心理状态，与家属取得联系，征得家属的支持和配合，做好耐心细致的解释工作，详细介绍仪器的原理、作用、治疗目的，消除患者及家属的紧张恐惧状态，确保整个治疗过程顺利。④做好消毒隔离工作，患者所用的电极片专人专用，每周消毒 2 次，患者自己保管，以免造成交叉感染。

【出处】《包头医学院学报》2002，18（4）：342-343.

（四）红外线治疗

处方 139

红外线。

【操作】选择嘉亮光康 8071–D1 红外线治疗仪。向患者解释，取得其配合，根据需要选择不同功率的灯头；待棉质多头腹带固定好后，责任护士根据子午流注理论于巳时（09~11 点），将红外线治疗仪移至患者脐部上方，灯距为 30~50cm，以患者感觉温热为宜；每日 1 次，每次照射 20~30 分钟，7 天为 1 个疗程，共 2 个疗程。

【适应证】肝硬化腹水寒湿困脾证、脾肾阳虚证。

【注意事项】照射过程中，嘱患者如有过热等不适，立即告知医护人员；照射完毕，协助其擦去汗液，预防感冒；记录治疗时间，观察患者治疗效果和反应。

【出处】《护理学杂志》2017，32（23）：40.

（五）腹针

处方 140

中脘、下脘、气海、关元为主方。气滞湿阻者加用滑肉门、外陵、水道等；寒湿困脾者加用双大横等；湿热蕴结加水分、气旁、水道等；肝脾血瘀加滑肉门、外陵、上风湿点等；脾肾阳虚者加左上风湿点、三阴交、足三里等；肝肾阴虚加右上风湿点、足三里等。

【操作】针具选择薄氏腹针专用针具，根据腹部脂肪层及体型的胖瘦分别选用不同的规格（0.16mm×30mm、0.18mm×40mm、0.20mm×50mm）及针刺深度，腹部进针时避开毛孔、血管，施术要轻、缓，针尖到达预期的深度时，一般采用捻转不提插或轻捻转、慢提插的手法，每次留针 30 分钟。前 3 天为每天 1 次，其后隔日 1 次，共 8 次，疗程为 13 天。

【注意事项】让患者选择舒适体位；嘱患者心情放松，避免晕针；注意保温保暖，避免受凉。

【出处】《腹针治疗肝硬化腹水的疗效评价》余丹丹，2013.

（六）隔姜灸

处方 141

神阙、关元、水分、气海、天枢。

【操作】选取新鲜生姜一块，沿生姜纤维纹理切成厚约 0.5cm 的薄片，中间用三棱针穿刺数孔，然后将姜片放置在上述腧穴部位，施灸时将艾炷放在姜片上点燃。当患者出现局部灼痛感时，略略提起姜片或更换艾炷继续施灸。每次灸 5 壮，以局部皮肤潮红不起疱为度。10 日为 1 个疗程。

【适应证】肝硬化腹水脾肾阳虚证。

【注意事项】让患者选择舒适体位；注意保温保暖，避免受凉；注意温度，防止患者烫伤。

【出处】《隔姜灸联合温阳逐水膏穴位贴敷治疗肝硬化腹水的临床疗效评价》赵玲玲，2016.

（七）穴位熏灸法

处方 142

神阙、中脘。

【操作】施灸时嘱患者取平卧位，常规消毒神阙穴、中脘穴后使用中药熏灸药盒加入适量艾条置于患者腹部穴位处，持续 20 分钟，2 次/日，总疗程 2 周。

【适应证】肝硬化腹水脾肾阳虚证。

【注意事项】①施灸前注意室内温度的调节，保持室内空气流通。告知患者艾灸的目的、方法、重要性及注意事项。②做好患者的心理护理，取得患者及其家属的积极配合，协助患者取合适的体位。③操作时充分暴露施灸的部位，注意保暖，避免不必要暴露，保护患者的隐私。④施灸过程中加强巡视观察局部皮肤情况，询问患者有无烧灼痛感，调整距离，防止灼伤皮肤。同时防止灸盒跌翻，烧灼衣物。施灸完毕将艾绒完全熄灭，以防复燃。⑤注意施灸的时间不要在饭前空腹或饭后立即施灸。⑥施灸后局部皮肤出现微红灼热属于正常现象；如灸后出现小水疱时无需处理，可自行吸收。如水疱较大时，需立即用消毒针头穿破放出液体，敷以消毒纱布即可。⑦初次使用灸法时，以小剂量、短时间为宜，待患者耐受后逐渐增加剂量。⑧操作完毕后，记录患者施灸的方式、部位、施灸处皮肤及患者感受等情况。⑨对外感热病、阴虚内热及邪热炽盛的患者一般不宜施灸。

【出处】《内蒙古中医药》2014，（6）：28.

（八）刮痧疗法

处方 143

督脉，足太阳膀胱经，并于肝俞、脾俞、膀胱俞、水分、气海、阴陵泉、三阴交、太冲穴重点按揉。

【操作】经络全息刮痧板和刮痧油自上而下先刮拭督脉，再刮拭足太阳膀胱经，并于肝俞、脾俞、膀胱俞、水分、气海、阴陵泉、三阴交、太冲穴位行重点按揉，每次刮拭时间 10~12 分钟，每周 1 次，8 周为 1 个疗程。

【适应证】肝硬化腹水气滞湿阻证、寒湿困脾证。

【注意事项】①刮痧时应避风，注意保暖。室温较低时应尽量减少暴露部位，夏季高温时不可在电扇处或有对流风处刮痧。②刮痧使毛孔汗泄，邪气外排，要消耗部分体内的津液，刮痧后饮热水一杯，不但可以补充消耗部分，还能促进新陈代谢，加速代谢产物的排出。③刮痧后，为避免风寒之邪侵袭，须待皮肤毛孔闭合恢复原状后，方可洗浴，一般 24 小时后即可。

【出处】《中国民间疗法》2000，8（7）：15.

（九）红外线照射合中药溻渍疗法

处方 144

猪苓 20g，土茯苓 20g，茯苓 20g，泽泻 20g，白茅根 30g，芦根 20g，大腹皮 20g，枳实 15g，厚朴 15g，商陆 10g，甘草 10g。

【操作】将药物进行粉碎处理，再用细目筛（100 目）对其进行过滤，将所得药末用清水煎煮后，用适量的炼蜜在药液中搅拌均匀，然后取一张大小约为 15cm×10cm 的保鲜膜，将药液涂在保鲜膜上，再用红外线照射涂满药液的保鲜膜，当其温度略高于人体体温时，将其贴敷于患者的神阙穴，持续 30 分钟，其间用红外线进行局部照射以促进药物的吸收，每日可贴敷

1 次，连续治疗 4 周为 1 个疗程。

【适应证】肝硬化腹水气滞湿阻证。

【注意事项】嘱患者心情舒畅，低盐饮食；注意保暖，避免受凉。

【出处】《中国民间疗法》2016，24（5）：41.

综合评按：古代没有肝硬化腹水这一病名，中医学将其归属于"鼓胀"范畴。中医学很早就对其有明确的认识。《素问·腹中论》"有病心腹满，旦食则不能食，此为何病？岐伯对曰：名为鼓胀"。《灵枢·水胀》"鼓胀何如？岐伯曰：腹胀，身皆大，大与肤胀等也，色苍黄，腹筋起，此其候也"。鼓胀是中医四大顽症之一，中医外治法疗效显著。中医外治始祖吴尚先认为"外治之法，即内治之法"。外治与内治只是给药方法不同，也应辨证论治，明确病变的阴阳、表里、虚实、寒热，把握病证的标本、轻重、缓急才能正确地施治和遣方用药。药物在相应部位吸收进入体液，通过经脉气血输布五脏六腑、四肢九窍，进而发挥其药理作用。外治法补充了内治法的不足。药物透皮吸收可避免胃肠道刺激、肝脏的"首过效应"，以及药物半衰期短、须多次给药等缺点，且具有给药方便、消减药物浓度峰谷等优点。从临床研究来看，中医外治法在肝硬化腹水治疗中疗效显著，尤其是顽固性肝硬化腹水。

第十节　肝细胞癌

肝细胞癌是原发性肝癌的一种，占到原发性肝癌 90% 以上。而其根治性切除术后的 5 年总生存率约为 50%，根治性切除术后 5 年复发率为 38%~61.5%，我国肝细癌的发病率居恶性肿瘤发病率第四位，死亡率居恶性肿瘤死亡率的第二位。肝细胞癌具有发病迅速，常合并肝硬化，病情凶险的特点，被称为"癌王"；其晚期患者多见黄疸进行性加重，肝脾肿大，腹水持续加重，双下肢水肿，血三系下降，尿量减少等症状，重者可见肝昏迷，最终因多脏器功能衰竭导致死亡。中医药的优势在于根据病情变化，辨病与辨证结合，达到延长患者生存期、提高生存质量的目的。古文献中并无"肝癌"一词的记载，根据其症状及体征，可归属于中医学"癥瘕""积聚""鼓胀""黄疸""胁痛"等范畴。对于本病的病因病机，"癌毒"是肝癌发生的根本因素，"湿热瘀滞化毒"是主要病机，治疗上应不断"祛毒"，并以清利湿热、化瘀解毒消癥为基本治则。

1. 临床诊断

肝细胞癌发病的概率会随年龄的上升而增长。早期肝细胞癌患者无明显症状，在中期和晚期患者会出现肝区疼痛，还会引起胃部不适、乏力、消瘦、低热、腹水等症状。会引起剧烈腹痛、从肝区开始迅速延至全腹部。

（1）肝癌血清标志物检测 ①血清甲胎蛋白（AFP）测定：对诊断本病有相对的特异性。放射免疫法测定持续血清 AFP ≥ 400μg/L，并能排除妊娠、活动性肝病等，即可考虑肝癌的诊断。临床上约 30% 的肝癌患者 AFP 为阴性。如同时检测 AFP 异质体，可使阳性率明显提高。②血液酶学及其他肿瘤标志物检查：肝癌患者血清中 γ- 谷氨酰转肽酶及其同工酶、异常凝血酶原、碱性磷酸酶、乳酸脱氢酶同工酶可高于正常。但缺乏特异性。

（2）影像学检查 ①超声检查：可显示肿瘤的大小、形态、所在部位以及肝静脉或门静脉内有无癌栓，其诊断符合率可达 90%。② CT 检查：具有较高的分辨率，对肝癌的诊断符合率可达 90% 以上，可检出直径 1.0cm 左右的微小癌灶。③ MRI 检查：诊断价值与 CT 相仿，对良、恶性肝内占位病变，特别与血管瘤的鉴别优于 CT。④选择性腹腔动脉或肝动脉造影检查：对血管丰富的癌肿，其分辨率低限约 1cm，对 <2.0cm 的小肝癌其阳性率可达 90%。肝穿刺行针吸细胞学检查 在 B 型超声导引下行细针穿刺，有助于提高阳性率。

2. 中医分型

（1）气滞血阻证 积证初起，积块软而不坚，固着不移，胀痛并见，舌苔薄白，脉弦。

（2）气结血瘀证 腹部积块渐大，按之较硬，痛处不移，饮食减少，体倦乏力，面暗消瘦，时有寒热，女子或见经闭不行，舌青紫，或有瘀点瘀斑，脉弦滑或细涩。

（3）正虚瘀结证 积块坚硬，疼痛逐渐加剧，饮食大减，面色萎黄或黧黑，消瘦脱形，舌色淡或紫，舌苔灰糙或舌光无苔，脉弦细或细数。

一、药物外治法

（一）中药硬膏

🦪 处方 145

雄黄、明矾、青黛、皮硝、乳香、没药各 60g，血竭 30g，冰片 10g。

【用法】共研细粉，用醋或猪胆汁各半调成糊状，外敷肝区，每次 30g，每日 1 次，可使肝痛剧痛者止痛 8 小时。

【适应证】肝细胞癌肝区疼痛者。

【出处】《北京中医学院学报》1989，12（5）：19.

🦪 处方 146

乳香 120g，没药 120g，红花 120g，儿茶 120g，血竭 20g，延胡索 90g，生大黄 120g，冰片 10g，丹参 90g，蟾酥 5g，凡士林 300g，食用香油 450g。

【用法】取乳香、没药、儿茶、血竭、延胡索、生大黄、冰片、蟾酥粉碎成细粉，过筛，混匀。红花、丹参酌予碎断，与食用香油 450g 同置锅内炸枯，去渣，滤过。另加凡士林熔化，冷却至 50℃，加入上述细粉，搅匀，即得。使用时涂于肿瘤在体表的投射区，涂药面积略大于瘤体面积，药厚约 2mm。外盖以油布，用一卵圆形布带，两端加长将药膏固定于身体，1 天更换 1 次，贴 6 天，停用 1 天，1 个月为 1 个疗程。

【适应证】肝细胞癌气滞血阻证。

【注意事项】注意观察体表皮肤的变化，注意过敏。

【出处】《中医药临床杂志》2014，26（8）：779.

🦪 处方 147

桃仁、红花、全蝎、地龙、细辛、石膏粉。

【用法】将上述中药加工成粉，用食用调和油调和均匀。涂在膏药布上，涂药面积略大于瘤体面积，每次 8 小时，每天 1 次。治疗 3 天为一疗程，治疗 3 个疗程。

【适应证】肝细胞癌气结血瘀证。

【注意事项】贴敷前清洗疼痛部位的皮肤，外敷肝区及疼痛部位，皮肤局部有明显创面或溃疡出血者禁用。

【出处】《新中医》2014，46（9）：140.

处方 148

白芷 8g，川楝子 10g，南星 12g，乳香 10g，没药 12g，丹参 15g，八月札 12g，延胡索 10g，姜黄 10g，白芥子 8g，川芎 8g，三棱 12g，莪术 10g，夏枯草 12g。

【用法】取上药研成细粉，调匀，装瓶备用，使用时取药粉 15~20g，置于容器中，兑入适量凡士林调匀，然后均匀涂于药用纱布上，先将患者肿瘤疼痛部位用温水洗净或用 75% 酒精擦拭干净，然后将药膏置于疼痛部位，外用胶布固定。每次 8~10 小时，每天 1 次，20 次为 1 个疗程。

【适应证】肝细胞癌气结血瘀证。

【注意事项】防止皮肤过敏。

【出处】《现代中医药》2010，30（3）：32.

处方 149

冰片 20g，白芷 20g，白芥子 20g，透骨草 15g，肉桂 9g，淫羊藿 9g，皂角刺 12g，徐长卿 15g，血竭 10g，水红花子 6g，全蝎 15g，蟾蜍 15g，斑蝥 6g，土鳖虫 6g，蜈蚣 2 条，马钱子 3g，雄黄 10g，硫黄 9g，白矾 9g，半枝莲 30g，漏芦 25g，宽筋藤 25g，白及 10g，五倍子 15g，生牡蛎 15g，生龙骨 15g，芒硝 10g，夏枯草 15g，海藻 30g，昆布 30g，木香 9g，王不留行 10g，鳖甲 15g，天花粉 20g。

【用法】将上药研末成粉，与食醋、甘油调和成膏状，厚约 1.5cm。覆盖于肝癌皮肤映射区及肝俞穴，持续 24 小时，每日 1 次。7 天为 1 个疗程。

【适应证】肝细胞癌气结血瘀证。

【出处】《河北中医》2011，33（6）：844.

（二）中药外敷

处方 150

加味双柏散（大黄、侧柏叶、黄柏、薄荷、泽兰）。

【用法】取 200g 双柏散加等份量的开水和 20g 蜂蜜调成糊状，置于微波炉加热，待凉至 45℃ 左右时外敷于局部肝区疼痛部位，外盖医用透明胶纸及棉絮，并以多头带绑扎固定。持续外敷 6 小时，每天 1 次，连用 7 天。

【适应证】肝细胞癌伴有疼痛、大便不通者。

【注意事项】做好宣教工作，使患者配合。

【出处】《辽宁中医杂志》2011，39（7）：1317.

处方 151

消痛散（乳香 8g，没药 5g，延胡索、炒川楝子各 10g，片姜黄 9g，冰片 0.5g，血竭 2g。）

【用法】将消痛散贴敷于肝区疼痛部位，每天换药 1 次。

【适应证】肝细胞癌气滞血阻证伴有肝区肿大疼痛者。

【注意事项】注意患者体质，防止皮肤过敏。

【出处】《中西医结合肝病杂志》2014，24（5）：266.

处方 152

大黄 30g，黄芩 30g，黄连 30g，黄柏 30g，薄荷 15g。

【用法】将上药磨成细粉末，加入温开水适量和蜜糖，调成膏状，置于玻璃纸上，厚度约为 5mm，周围用棉花条包裹药物，将药膏直接敷于患者腹部疼痛最明显处，用胶布固定。腹部外敷 6 小时，1 次 / 天，连用 1 周。

【适应证】肝细胞癌伴有疼痛、口干口苦、黄疸升高者。

【注意事项】注意患者体质，防止皮肤过敏。

【出处】《中药材》2010，33（7）：1198.

处方 153

乳香、没药、细辛、血竭、三七、生川乌、生马钱子、鳖甲、大黄、山慈菇、防己。

【用法】将其按比例，研成粉末，50g 为 1 包，储存备用。患者疼痛时用麻油调成稠糊状，均匀涂于敷料上，厚度约为 0.2~0.3cm，大小为 10cm×15cm 或周径略大于肝区，贴敷于肿块上或疼痛局部，每 12 小时更换 1 次。

【适应证】肝细胞癌气滞血阻证。

【注意事项】与患者沟通，给予心理疏导。

【出处】《护士进修杂志》2011，26（2）：159.

处方 154

天仙子 30g，白花蛇舌草 30g，夏枯草 30g，丹参 10g，延胡索 20g，蚤休 12g，三棱 15g，莪术 15g，生乳香、生没药各 25g。

【用法】上药浓煎去渣取汁 300mL，加入米醋 20mL，鲜猪胆汁 100mL，再次浓煎熬成糊状，加黄、白蜡各 10g 溶化后，放入凡士林 10g 收膏即成。另将冰片 10g、血竭 5g 研粉，均匀调入药膏中密贮备用。应用时将药膏均匀涂于敷料，外敷于肝区即可。敷药范围上至右乳下，下至右肋下或肿大肝脏下缘，左起胸骨左缘，右至右侧腋中线。每次外敷 8~10 小时，每日 1 次，5 次为 1 个疗程，间隔 1 周，可以进行下一个疗程。

【适应证】肝细胞癌肝区疼痛者。

【注意事项】注意防止皮肤过敏。

【出处】《实用中医内科杂志》2009，23（9）：52.

（三）中药灌肠

处方 155

生大黄 15g，槐花 20g，熟附子 10g，煅牡蛎 45g。

【用法】将中药材（生大黄、槐花、熟附子、煅牡蛎）加水煎取浓缩液 150mL，于睡前直肠高位灌注，10 次为 1 个疗程。灌肠前排便，取左侧卧位，将石蜡油润滑过的肛管由肛门插入约 15cm，动作轻柔，观察患者的不良反应并保留 2 小时。

【适应证】适用于肝细胞癌伴有大便不通、腹胀者。

【注意事项】尽可能减轻患者的心理负担，对造成其焦虑抑郁等负面情绪的原因及时处理，向患者讲解中药灌肠治疗的优点和必要性，减轻其对灌肠治疗的抵触心理；向患者及家属讲解负面情绪的危害，通过健康教育的方式教会患者控制情绪，嘱咐家属积极鼓励患者，避免不良情绪的影响；讲解治疗方案，帮助患者熟悉病房环境，同时在灌肠过程中，动作轻柔，四周放置帘子，保护好患者隐私。

【出处】《时珍国医国药》2013；23（10）：2532-2533.

（四）中药药浴

🥣 **处方 156**

谷精草、茵陈、石决明、野菊花各 108g，桑枝、桑叶、宣木瓜、青皮各 135g，香精适量。

【用法】上药用酒精提纯成流浸膏加入香精成 500mL/ 瓶药浴液，呈淡黄色。

【适应证】肝细胞癌伴有身黄、小便黄染者。

【注意事项】药物过敏者禁用。

【出处】《中医外治杂志》1995，（3）：31.

（五）中药塌渍疗法

🥣 **处方 157**

白芍 30g，降香 10g，槟榔 15g，川楝子 10g，莪术 10g，三棱 10g，川乌 10g，乳香 10g，没药 10g。

【用法】将上述药物研成细末，混匀备用。将患者疼痛局部用温水洗净，擦干。将药末（按每 10g 加入 10mL 的比例）用开水调成糊状。将药物平铺于纱布上，敷药直径约大于疼痛部位皮肤 2cm，其上顺序敷盖一层纱布，一层塑料薄膜，将未覆盖塑料薄膜的一面敷于患者痛处，并用脱敏胶布封闭固定，每次 40 分钟，每天 2 次。15 天为 1 个疗程。

【适应证】肝细胞癌气滞血阻证。

【注意事项】注意药物的温度，防止烫伤。

【出处】《中药塌渍治疗肝癌（气滞血瘀型）疼痛的临床研究》朱立德，2016.

（六）中药离子导入

🥣 **处方 158**

白术 50g，丹参 50g，当归 50g，茯苓 50g，党参 50g，白花蛇舌草 100g，黄芪 100g，冰片 50g，马钱子 2g，郁金 50g，天南星 50g，乳香 50g，没药

50g，雄黄 30g。

【用法】整方经自动煎中药机煎汁 200mL。离子导入仪器使用肝病外治仪（型号 HD-92-VB），纱布电极浸中药。肝前区取疼痛最明显阿是穴，后取肝俞或脾俞，电流量为 5~10mA，每 30 分钟，行自动循环刺激治疗，每日 1 次。

【适应证】肝细胞癌正虚瘀结证。

【注意事项】要严格按照操作流程进行操作。

【出处】《河北中医》2013，35（1）：49.

（七）中药熏蒸

🥣 处方 159

炙黄芪 50g，淡附子、生薏苡仁各 30g，桂枝、桃仁、莪术各 15g，川椒目、牵牛子各 9g，大戟 6g。

【用法】通过"中药熏蒸治疗仪"熏蒸神阙穴治疗。中药先浸泡 45 分钟，然后用治疗仪熏蒸神阙穴，每天 1 次，每次熏蒸 30 分钟，连续治疗 6 天后休息 1 天，2 周为一疗程。

【适应证】肝细胞癌伴有腹水者。

【出处】《浙江中医杂志》2016，51（2）：124.

（八）中药涂擦

🥣 处方 160

生川乌、生草乌、川芎、乳香、没药、土鳖虫和冰片 20g。

【用法】将生川乌、生草乌、川芎、乳香、没药、土鳖虫和冰片混合研末，浸入 75% 的乙醇 500mL 中，浸泡 1 周后去渣备用。每次取药液外涂于体表肝区疼痛部位，每天 4~6 次。

【适应证】肝细胞癌气滞血瘀证。

【注意事项】注意要轻柔。

【出处】《中国针灸》2010，30（7）：589.

二、非药物外治法

（一）耳穴压豆

🥄 处方 161

耳中（膈）、神门、肝、食道、贲门、脾、交感，双侧耳穴均可选择。

【操作】首先充分消毒整个耳郭，用探棒在耳穴区探压，均匀用力，探出压痛敏感点，将王不留行籽放置于该点，然后用胶布粘贴固定，嘱每日按压 2~3 次，每穴按压 0.5~1 分钟，按压后有胀、痛、酸、麻及耳郭发热、发胀等感觉中的一种或数种，以能耐受为度，持续 3 天。

【适应证】肝细胞癌伴有顽固性呃逆者。

【注意事项】嘱患者畅情志，密切观察耳穴部位，防止溃烂。

【出处】《中国中医急症》2014，23（1）：149.

🥄 处方 162

取双侧耳穴：胃、膈（耳中）、肝、交感、神门。

【操作】嘱患者坐位，张口，操作者以消毒棉签刺激舌根及咽后壁，引发恶心干呕动作，若一次刺激不能取效，可再次重复刺激，最多不超过 3 次。而后充分消毒耳郭，取双侧耳穴：胃、膈（耳中）、肝、交感、神门，将王不留行籽放置该穴位处，胶布固定，每穴按压 30 秒，以局部有胀痛酸麻感为度。嘱患者每天按压 3 次，每穴按压 30 秒。

【适应证】肝细胞癌伴有顽固性呃逆者。

【注意事项】操作动作应轻柔，密切观察耳穴部位。

【出处】《中国中医急症》2014，23（1）：149.

（二）穴位按摩

🥄 处方 163

翳风穴、内关穴。

【操作】患者端坐，操作者站在患者前方，面对患者，操作者拇指张开，其他四指并拢，双手固定患者头部，拇指置于翳风穴（翳风穴位于耳垂后颞骨乳突与下颌骨之间的凹陷中）；以拇指按压穴位，先重，待得气后慢慢旋转按揉，如此持续 5~8 分钟，两侧穴位按压同时进行。然后取穴内关，内关穴位于前臂内侧，腕纹上两横指；患者取坐位或卧位，手掌朝上，操作者面对患者，立于患者右侧，以右手拇指按压患者右侧穴位，手法同前，操作完毕，换左侧操作，时间 3~5 分钟。

【适应证】肝细胞癌伴呃逆者。

【注意事项】操作前，操作者将指甲修剪平圆润滑，洗手。

【出处】《云南中医中药杂志》2014，35（6）：102.

（三）针刺

处方 164

天应穴（即疼痛点）。

【操作】平刺留针法：选用直径 0.4mm、长 75mm 毫针，距天应穴左侧 30~40mm，胁肋部疼痛者平行于肋，肋下疼痛者平行于皮肤纹理，与皮肤成 15° 夹角进针于皮下，进针长度 60mm，采用平刺法，并排埋 3 根针，中间一根稍前 5mm，旁边两根针与中间一根针成夹角均约为 10°，3 根针横穿痛区，在远端成会合之势，但不相交，旁边进针点与中间进针点的距离均约 10mm，针柄用胶布固定于皮肤上，每晚针刺 1 次，留针 12 小时，留针期间患者生活能自理。

【适应证】肝细胞癌伴疼痛者。

【注意事项】要严格按照操作流程进行操作。

【出处】《中国针灸》2000，（4）：211.

处方 165

太冲、合谷、章门、期门、足三里、血海、三阴交、关元、中脘、天枢、期门、委中、丰隆。

【操作】让患者取仰卧位，穴位局部皮肤用 75% 乙醇常规消毒。期门斜刺 0.5~0.8 寸，太冲直刺 0.5~0.8 寸，章门直刺 0.8~1.0 寸，合谷、足三里、三阴交、关元、中脘、天枢均直刺 1.0~1.5 寸，单手进针。得气后，采用平补平泻法，留针 30~40 分钟。

【适应证】肝细胞癌伴有恶心、胃脘胀满者。

【注意事项】注意保暖，嘱患者放松心情。

【出处】《山东医药》2015，55（38）：42.

（四）灸法

处方 166

中脘、内关、足三里。

【操作】采用中脘穴配内关穴或中脘穴配足三里穴交替隔姜灸。

【适应证】肝细胞癌伴有疼痛、食欲不振者。

【注意事项】均以皮肤温热发红为度，切忌烫伤皮肤；若不慎灼伤皮肤，致皮肤起透明发亮的水疱，须注意防止感染；艾灸部位烫伤或起疱时立即停止，须注意防止感染。

【出处】《湖北中医杂志》2008，30（6）：51-54.

（五）中频电刺激

处方 167

双侧足三里和内庭穴。

【操作】患者取平卧位。足三里穴位位于小腿外侧犊鼻下 3 寸、胫骨前缘一横指外，内庭穴位的定位是在足背第 2 趾与第 3 趾间、趾蹼缘后方赤白肉际处。足三里穴和内庭穴处的皮肤用 95% 乙醇脱脂后待干贴上电极片，接上白细胞增长仪的导联线，频率 20~24Hz，电压 18~28V 以患者能接受的最强刺激为宜，每天 2 次，每次治疗时间为 40 分钟。

【适应证】原发性肝细胞癌术后。

【注意事项】取穴要精准，要严格掌握操作流程，注意电流。

【出处】《护理实践与研究》2015，12（2）：53.

综合评按：肝细胞癌是消化系统疾病中常见的一种恶性程度较高的肿瘤，具有隐匿起病、进展迅速的特点，对人类的生命及健康构成了严重的威胁。对肝细胞癌的治疗目前采用的治疗方法主要有以下几种：外科切除术、肝移植、局部消融、化疗栓塞、分子靶向治疗、生物治疗、中医药治疗等，中医药治疗特别是中医外治法作为一种传统的治疗方法，具有疗效明显、无创、价廉、易接受、易推广、无成瘾性的特点。其中，中药硬膏或中药外敷最为常用，其直接外敷体表或疼痛部位，经皮肤、黏膜、腧穴、孔窍等吸收后，药力直达病所，从而提高药物的利用度。耳穴和针刺治疗肝癌，通过刺激穴位，入腠理，通经络，调脏腑，驱病邪，治其外而通其内。中药离子导入法以中药外用为基础，结合了现代电子技术，发挥了直流电、脉冲和中药综合作用，将中药离子通过皮肤、黏膜、伤口或穴位导入体内，延长了药物在体内的停留时间，且此法所形成的药物储存库能逐渐消散而进入血液和淋巴液，不仅避免了内服中药的胃肠道不良反应，也减少了西药止痛剂的应用剂量，尤其在治疗过程中发现对部分患者肿瘤的抑制起到了一定的疗效。还有很多中医外治法在治疗肝癌疼痛及呃逆等并发症也有明显疗效，在临床中可根据患者情况选择运用。在运用中医外治法的同时，我们还应该注重患者的心理疏导，使患者正确认识疾病，带瘤生存。

第十一节　肝性脑病

肝性脑病是一种由严重肝病引起的、以代谢紊乱为基础的中枢神经系统功能失调综合征，其主要临床表现为意识障碍、行为失常或昏迷。本病相当于中医学"神昏""昏愦""昏蒙""谵妄"等。

1. 临床诊断

（1）有严重肝病和（或）广泛门－体侧支循环形成的基础及肝性脑病的诱因。

（2）出现高级神经系统中枢功能紊乱、运动与反射异常的临床表现。

（3）肝功能生化指标明显异常和（或）血氨增高。

（4）头部 CT 或 MRI 排除脑血管意外及颅内肿瘤等疾病。

2. 中医分型

（1）热毒炽盛，热入心包证　发热不退或高热夜甚，重度黄疸，黄色鲜明，迅速加深，神志昏迷，不省人事，或躁动不安，甚则发狂，可闻及肝臭及喉中痰鸣，肝浊音界急剧缩小，大小便闭，腹胀腹水，衄血或呕血、便血，舌质红绛，苔黄而燥，脉弦细数。

（2）痰湿内盛，痰迷心窍证　黄疸深重，色暗，神志昏蒙，时清时昧，恶心呕吐，腹部膨胀，身热不扬，喉中痰鸣，尿黄而少，极度乏力，四肢困重，胸闷脘痞，口苦黏腻，舌质暗红，舌苔白腻，或舌苔黄腻，淡黄垢浊，脉濡滑或细。

（3）肝肾阴虚，肝阳上扰证　面色晦暗或黧黑，形体消瘦，眩晕，神昏谵语，躁动不安，四肢抽搐，舌干、舌红或绛，苔少或光剥，脉弦细数。

（4）阴阳两竭，神明无主证　神志昏迷，面色苍白，四肢厥冷，循衣摸床，神昏痉厥，呼之不应，气息低微，汗出肢冷，二便失禁，舌质淡，无苔，脉微欲绝。

一、药物外治法

中药灌肠

处方 168

酒大黄（后下）20g，石菖蒲 15g，藿香 15g，郁金 20g，生山楂 30g，蒲公英 30g，连翘 15g，白花蛇舌草 30g，白芍 20g，牡蛎 50g。

【用法】上药水煎 40 分钟，取汁 200mL，37℃，高位保留灌肠（尽量保持右侧卧位），1 日 1~2 次。以患者每日 2~3 次软便为宜。10 天为 1 个疗程。

【适应证】肝性脑病伴黄疸、嗜睡者，证属热毒炽盛、热入心包。

【注意事项】操作前应嘱患者先排便，肛管粗细合适，药量适宜；年老体弱，严重痔疮患者不宜用；肛周手术者或大便失禁者慎用；不能耐受者或大便泄泻严重停用；下消化道出血者不宜用。

【出处】《辽宁中医杂志》2007，34（12）：1753-1754.

处方 169

清肠合剂（生大黄、蚤休、石菖蒲各 30g，生枳壳 15g，锡类散 6g，八宝丹 0.6g）。

【用法】上药 120mL 加米醋 30mL 混合后，温度保持在 35~40℃，用连接管插入直肠 25cm，灌注时间为 20 分钟。灌肠结束以后，协助患者先左侧位 15 分钟，再右侧位 15 分钟，亦可仰卧位甚至直立位，使中药在肠腔内保留尽可能长的时间，充分发挥药效。连续 7 天为一疗程。

【适应证】肝性脑病伴有大便不通、反应迟钝者。

【出处】《浙江中医杂志》2007，42（7）：382-383.

处方 170

大黄煎剂（大黄、乌梅）200mL。

【用法】上药煎取 20mL，用 50mL 的一次性注射器抽取药液；连接 14 号肛管，用润滑剂润滑肛管前端；首先嘱患者取左侧卧位，垫高臀部约 10cm，将肛管轻柔插入直肠 20cm 以上，缓慢注入药液，注液完毕，拔管后用手掐住臀部向肛门挤压，压迫肛门括约肌 5 分钟；在操作完毕后，嘱患者转为右侧卧位，使药物在肠内尽量保持 120 分钟以上；每天 1 次，7 天为 1 个疗程。

【适应证】肝性脑病伴有烦躁不安，证属热毒炽盛、热入心包。

【注意事项】注意灌肠液的温度，以防烫伤。

【出处】《河南中医》2013，33（9）：1458-1459.

处方 171

复方大黄灌肠液。

【用法】上药煎取 200mL，加温开水至 150mL，高位保留灌肠（尽量保持右侧卧位），每日 2 次。以患者每日 2~3 次软便为宜保留灌肠治疗。

【适应证】肝性脑病伴有大便多日不解、狂躁不安，证属热毒炽盛，热入心包。

【注意事项】患者多狂躁不配合，需多人进行操作，以防损伤肠黏膜。

【出处】《安徽中医学院学报》2010，29（4）：6-8.

处方 172

芪黄灌肠液：大黄 20g，黄芪 20g，乌梅 10g，赤芍 20g，枳实 10g，厚朴 6g。

【用法】选用"芪黄灌肠液"，温水冲化取汁 100mL 保留灌肠（让药物在患者肠内尽量保持 1 小时以上），每日 1 次，4 天为一疗程。

【适应证】肝性脑病反应迟钝、乏力者。

【出处】《中医药学报》2017，45（2）：88.

处方 173

0.9% 氯化钠注射液 50mL，白醋 50mL。

【用法】患者侧卧位，臀部垫高 10cm，采用细肛管，插入深度以对肠壁的机械性刺激小，患者无便意为准，灌肠液温度 39~41℃。

【适应证】肝性脑病嗜睡、反应迟钝者。

【注意事项】插管深度达肠道 20~35cm 处，用手扶肛管或固定以防滑脱；插管时动作要轻柔，灌肠药液注入时速度不宜过快；在灌肠过程中，密切观察患者的面色、心率快慢、呼吸频率的快慢，有无烦躁不安、汗出等症状，若发现立即终止灌肠，并且对症处理。

【出处】《齐鲁护理杂志》2002，8（3）：195.

处方 174

0.9% 氯化钠注射液 100mL，乳果糖 60mL。

【用法】患者侧卧位，臀部垫高 10cm，采用细肛管，插入深度以对肠壁的机械性刺激小，患者无便意为准，灌肠液温度 39~41℃，保留灌肠，1 天 1 次，疗程 2 周。

【适应证】肝性脑病阴阳两竭、神明无主证。

【注意事项】操作动作要轻柔，以防止损伤肠道，若出现不良反应，应立即终止。

【出处】《临床医药》2019，14（12）：107–109.

二、非药物外治法

（一）针刺

处方 175

主穴取十三鬼穴（水沟、少商、隐白、大陵、申脉、风府、颊车、承浆、间使、上星、会阴、曲池、舌下中缝）。

【操作】首针水沟，左入右出；次针少商，刺入三分；三针隐白，刺二分；四针大陵入五分；五针申脉，火针三下；六针风府，刺入一寸；七针颊车，温针刺；八针承浆，横针刺；继针间使、上星、会阴；十二针曲池，火针刺；十三刺舌下中缝（海泉）。单穴单取，双侧有穴者同时取用针刺。依照头部、上肢、躯干、下肢的顺序，着重强调手法操作，刺激强度应大，每分钟捻转 80 次以上，持续时间应长（每次 5 分钟），留针时间宜短或不留针，针具选用直径 0.30mm，长 20~40mm 环球牌不锈钢毫针，针刺每天 1 次，治疗 1 个月共 30 次。

【适应证】肝性脑病肝肾阴虚、肝阳上扰证。

【注意事项】过饱过饥尽量勿针刺。针刺处尽量保持清洁干燥，避免伤口感染。凝血功能差者禁用。

【出处】《黑龙江中医药》2014，43（4）：43-44.

（二）艾灸

处方 176

取穴：夺命穴。隔药饼的药物组成柴胡、白蒺藜、何首乌。

【操作】药饼制作：将等份药物碎成粉末，用醋调匀，捏压成厚约 2~3mm，直径为（1.1±0.2）cm 的药饼，夺命穴隔药饼灸。15 天为 1 个疗程。

【适应证】肝性脑病阴阳两竭、神明无主证。

【注意事项】穴位周围皮肤出现痒、麻、灼热、刺痛等各种不同的感觉，是正常现象；治疗当天避免进食生冷食物或虾蟹、豆制品，特别是过敏体质者。

【出处】《成都中医药大学学报》2016，39（2）：68-70.

综合评按：通腑法通过抑制细菌繁殖、泻下、酸化肠腔可以减少毒素生成、聚集及吸收，达到"通腑保肝、通腑开窍"的目的，对肝性脑病具有显著的治疗作用。大黄煎剂灌肠采用中西医结合的思路和方法，改变了传统的中药给药途径，大大提高了药物疗效，也促进了中医急症医学的发展。针灸治疗肝性脑病也有较好的效果。十三鬼穴治疗肝性脑病具有安全可靠、简便经济、无毒副作用的特点，值得临床推广应用。隔药饼灸是集腧穴刺激、中药吸收和灸法热力渗透三位一体的治疗方法。一般可分为二种：一种为单味中药研末制作而成的隔药饼灸；另一种是将复方中药研末后制成小饼状。夺命穴隔药饼灸，能同时发挥中药复方和穴位的双重作用。夺命穴自古至今是治疗晕厥的要穴，夺命穴隔药饼灸治疗肝性脑病也取得了较好的效果。

第十二节　肝性脊髓病

肝性脊髓病是慢性肝病晚期的一种罕见的神经系统并发症，多发生于肝硬化自发性分流或肝门-体分流术后，以双下肢渐进性痉挛性截瘫为主要临床特征，约占全部肝病的2.5%。本病临床表现多样，难以用单一的中医病名概括，但根据其临床症状，多归属于"鼓胀变证""痿证""中风"等。

1. 临床诊断

（1）有急慢性肝病史和临床表现及肝功能异常，可有反复发作的肝性脑病。

（2）有门-体静脉分流（手术或自然分流）。

（3）有起病隐袭、发展缓慢和进行性的以双下肢为主的不完全性痉挛性瘫痪，双下肢肌力减退，肌张力增高，腱反射亢进，锥体束征阳性，一般无肌萎缩、感觉障碍和括约肌功能障碍。

（4）脑脊液正常，肌电呈上运动神经元损害，脊髓正常或颈胸髓T2W2像异常。

（5）除外其他原因所致的脊髓病变。

2. 中医分型

（1）湿浊内阻证　双下肢痉挛性瘫或不全瘫，身目发黄而晦暗，纳差，腹胀，小便黄，舌质淡暗，苔白腻，脉濡滑。

（2）湿热内壅证　双下肢痉挛性瘫或不全瘫，身目发黄，黄色光亮如橘子色，口渴或躁动不安，言语错乱，小便短赤而涩，舌红苔黄腻，脉滑或数。

（3）瘀血阻滞证　双下肢痉挛性瘫或不全瘫，面、颈、胸有血痣，腹大而脉络怒张，唇色紫，口渴饮亦不多，大便色黑或有呕血、便血，舌质暗红或有瘀斑，脉细涩或芤。

（4）阴血亏虚证　双下肢痉挛性瘫或不全瘫，面色㿠白，头目昏眩，自汗神疲，心悸，舌淡红少苔，脉弦细。

（5）气阴两虚证　双下肢痉挛性瘫或不全瘫，目黄身黄，自汗出，少气无力，呼吸微弱，舌质淡，少苔或无苔、少津，脉细或细数。

一、药物外治法

（一）穴位贴敷

处方 177

药物：红花 30g，红藤 30g，赤芍 30g，丹参 50g，川芎 30g，川乌 30g，乳香 15g，没药 15g，生大黄 30g，生甘草 10g。取穴：双侧肾俞。

【用法】上药共研细末混合均匀。每次取药末 5~10g，并用蜂蜜水调匀，置于纱布上，敷在患者的双侧肾俞，用胶布将其固定，外用神灯治疗仪照射 0.5 小时，贴敷剂 12 小时取下，清洁穴位皮肤，1 日 1 次。1 个月为一疗程。

【适应证】肝性脊髓病瘀血阻络证。

【注意事项】对治疗药物过敏或者穴位贴敷区有皮肤病者禁用；部分患者可能出现局部瘙痒、红疹，可给予抗过敏药外用。

【出处】《湖南中医药导报》1999，5（10）：28-29.

（二）穴位注射

处方 178

维生素 B_1 针、维生素 B_{12} 针。

【操作】操作时患者取卧位，消毒后，维生素 B_1 针 25mg/ 穴与维生素 B_{12} 针 250μg/ 穴，取双下肢足三里、肝俞交替穴位注射。每天 1 次，14 天为一疗程。

【适应证】肝性脊髓病肝肾亏虚证。

【注意事项】刺入穴位时避免刺入血管；避免注射部位感染。

【出处】《中国医师杂志》2002，4（5）：535.

处方 179

药物：丹参、黄芪、胸腺肽 α_1 注射液。

【操作】足三里—阴陵泉、风市—阳陵泉、脾俞—肝俞或肾俞 3 组穴每次选 1 组（双侧共 4 穴，或选 2 穴），交替使用。一般每次 2~4 穴，隔日 1 次注射，6~10 次为一疗程。

【适应证】肝性脊髓病属气滞血瘀兼本虚见下肢痿软、气短乏力者。

【出处】《现代中西医结合杂志》2011，20（13）：1629–1630.

二、非药物外治法

（一）针刺

处方 180

至阳穴透腰阳关；肝经：太冲、中封、蠡沟、膝关、足五里、期门；肾经：太溪、大钟。

【操作】留针 15 分钟，每周 3 次。1 个月为一疗程。

【适应证】肝性脊髓病肝肾不足下肢痿软者。

【出处】《北京医学》2016，38（12）1299–1300.

处方 181

肝俞、脾俞、肾俞、足三里。

【操作】每天 1 次，针刺完毕。按摩下肢 15 分钟。共 3 个月。

【适应证】肝性脊髓病气血亏虚兼气滞血瘀双下肢痿软无力者。

【出处】《中国中医药科技》2015，2（2）：160.

处方 182

1 组：冲门、阴市、血海、足三里、丰隆、下巨虚、三阴交、行间；2 组：大肠俞、小肠俞、肾俞、命门、环跳、委中、阳陵泉、风市、昆仑。

【操作】每日采用 1 组，隔日交替。为期 3 个月。

【适应证】肝性脊髓病阴血亏虚下肢无力不能行走者。

【出处】《中西医结合肝病杂志》2004，14（4）244-245.

处方 183

夹脊穴；上肢取肩髃、曲池、合谷、外关；下肢取环跳、风市、足三里、昆仑、太冲。

【操作】按常规方法针刺，留针 30 分钟，每日 1 次，15 次为一疗程，疗程间休息 3 天，再进行第 2 个疗程。

【适应证】肝性脊髓病气虚血瘀证。

【注意事项】针刺处尽量保持清洁干燥，避免伤口感染。凝血功能差者禁用。

【出处】《陕西中医》2002，11（4）：42.

处方 184

肝俞、脾俞、肾俞；丰隆、阴陵泉、合谷；曲池、太溪、三阴交、肝俞、太溪、风池；关元、血海、膈俞。

【操作】按常规方法针刺，留针 30 分钟，每日 1 次，15 次为一疗程，疗程间休息 3 天，再进行第 2 个疗程。

【适应证】肝性脊髓病肝肾亏虚证。

【注意事项】操作中保证无菌操作；刺激强度以患者耐受为度；针刺部位避开破损、感染部位，避免刺入血管。

【出处】《四川中医》2013，31（1）：34.

（二）灸法

处方 185

神阙穴。

【操作】选用直径 1.8mm、长 200mm 的艾条，距离皮肤 2~3cm 施灸。

【适应证】肝性脊髓病肝肾亏虚证。

【注意事项】使患者局部有温热感而无灼痛为宜，一次 15 分钟左右。以上治疗，每日 1 次，每周 6 次。连续治疗 3 个月。

【出处】《中国针灸》2018，38（3）：337.

（三）针灸

处方 186

①头皮针：取顶中线及双侧顶颞前斜线上 1/5、顶旁 1 线。②体针：主穴：关元、命门、至阳、肝俞、肾俞、脾俞、太冲、太溪、天枢。可随症加减水分及双侧足三里。

【操作】①患者平卧位，局部消毒后取 0.25mm×40mm 针灸针平刺至帽状腱膜下层，得气后行捻转补法 1 分钟，留针 4~6 小时。②选用 0.30mm×40mm 和 0.30mm×50mm 针灸针。患者仰卧位，水分、天枢直刺 25mm，行提插捻转泻法；关元直刺 25mm、太溪直刺 15mm，行提插捻转补法；足三里直刺 25mm，行温针灸，灸 2 炷（直径 1.8mm、高 1.4mm）；太冲直刺 15mm，行平补平泻，留针 30 分钟。起针后，嘱患者俯卧位，肝俞、肾俞直刺法，行温针灸，各灸 1 炷（同上）；至阳、命门直刺 15mm，连接电针，疏密波（2Hz/100Hz），脾俞直刺 15mm，行提插捻转补法，留针 30 分钟。每日 1 次，每周 6 次。

【适应证】肝性脊髓病脾胃虚弱证、肝肾亏虚证。

【注意事项】强度以患者能耐受为度。

【出处】《中国针灸》2018，38（3）：337.

综合评按：目前对肝性脊髓病（尤其是痉挛性下肢瘫）患者尚无有效的预防和治疗方法，西医主要针对原发病治疗，而中医外治有显著优势。如针刺刺激可以使脊髓背角内发生突触后抑制。针刺信号由脊髓外侧索向上到延髓，激活内侧网状结构，再经脊髓外侧索下行，引起脊髓较细传入纤维末梢去极化而发生突触前抑制，部分阻断细纤维的传入冲动。针刺可直接刺激经络穴位，能发挥穴位本身扶正固本、调节气血的作用；穴位贴敷等方法简单安全、易于操作、经济实用、无不良反应，在延缓疾病进展方面疗效显著，从而为患者节约了大量资金，提高了生活质量。

第十三节　肝肾综合征

肝肾综合征（HRS）是严重肝病后期的常见并发症，其病情重，预后不良，且发病率逐年增加。35%~40% 终末期肝病合并腹水的患者最终可能发生本病。

1. 临床诊断

本病以肾脏无明显病理异常时肾小球滤过率迅速进行性下降和循环功能明显紊乱为特征，多见于肝硬化失代偿期，主要表现为少尿、无尿及氮质血症。临床常分为 I 型和 II 型，I 型为急进性肾功能损伤，以快速进展性的肾功能降低为特征，肌酐水平急剧升高，2 周内超过 221mmol/L，或是最初 24 小时肌酐清除率下降至 20mL/min 以下，中位生存期为 2 周，预后极差，常有明显的急性肾损伤病因，如感染性休克或无感染性休克的细菌感染、大量腹水、消化道出血、大手术、肾毒性药物的使用以及内源性肾脏疾病等；II 型为平稳或缓慢进展的肾功能损伤，肌酐水平通常在 133~221mmol/L 之间，中位生存期为 4~6 个月，但却是肝硬化患者 HRS 死亡的最主要原因，而中医药在此往往能发挥独特的优势。

2. 中医分型

（1）肝郁气滞，水湿内阻证　尿少尿闭，恶心呕吐，纳呆腹胀，腹有振水音，下肢或周身水肿，头痛烦躁，甚则抽搐昏迷，舌苔腻，脉实有力。

（2）脾肾阳虚，水湿泛滥证　面色晦滞或惨白，畏寒肢冷，神倦便溏，腹胀如鼓，或伴肢体水肿，脘闷纳呆，恶心呕吐，小便短少，舌苔白而润，脉沉细或濡细。

（3）肝肾阴虚，湿热互结证　腹大胀满，甚则青筋暴露，烦热口苦，渴而不欲饮，小便短少赤涩，大便稀薄而热臭，舌红，苔黄腻，脉弦数。

（4）邪陷心肝，血热风动证　小便量少，头痛目眩，或神昏谵语，循衣摸床，唇舌手指震颤，甚则四肢抽搐痉挛，牙宣鼻衄，舌质红，苔薄，脉弦细而数。

（5）浊毒壅滞，胃气上逆证 纳呆腹满，恶心呕吐，大便秘结或溏，小便短涩，舌苔黄腻而垢浊或白厚腻，脉虚数。

一、药物外治法

（一）中药外敷

处方 187

大黄 30g，朴硝 20g，莱菔子 30g，黄芪 10g，细辛 3g，椒目 10g，桂枝 10g，龙葵 10g，甘遂 10g。

【用法】上药调和为适当的糊状敷用。让患者采取适当的体位，先将脐部用水洗净，待干后将药敷上。敷后用纱布或胶布固定，以防药物脱落，每天 1 次，共 7 天。

【适应证】肝肾综合征脾肾阳虚、水湿泛滥证。

【注意事项】如出现皮肤发红、起丘疹、水疱、瘙痒、糜烂时立即停止用药，局部涂用抗过敏药。治疗当天，避免进食生冷食物或虾蟹、豆制品，避免皮肤水疱破溃后化脓，特别是过敏体质者。

【出处】《第三十一届全国中西医结合消化系统疾病学术会议论文集》。

处方 188

甘遂、炒牵牛子、沉香、木香、肉桂、附子等研末。

【用法】上药以醋调加冰片外敷于神阙穴，4~6 小时后取下，每日 1 次。贴敷后也可用红外线照射神阙穴，2 小时后取下。

【适应证】肝肾综合征脾肾阳虚、水湿泛滥证。

【注意事项】如出现皮肤发红、起丘疹、水疱、瘙痒、糜烂时立即停止用药，局部涂用抗过敏药。

【出处】《中国中西医结合杂志》2012，32（12）：1692–1696.

处方 189

大蒜、芒硝各 50g。

【用法】各取大蒜、芒硝 50g，大蒜捣烂后加芒硝混合均匀，隔油纱布

6~8 层，外敷水分穴，外覆盖塑料薄膜，每日敷 6~8 小时，连续 5 天。

【适应证】肝肾综合征肝郁气滞、水湿内阻证。

【注意事项】大蒜刺激性较大，不可直接外敷于皮肤上，敷治时随时观察局部皮肤，以防发疱溃疡。

【出处】《江苏中医药》2012，44（11）：66.

（二）药浴法

处方 190

红花 50g，牛膝 40g，皂角刺 50g，菖蒲 30g，赤芍 30g，车前子 40g，枳实 30g，肉桂 30g。

【用法】布包煎，沸水煎 15~30 分钟，滤渣备用。在浴盆内盛热水，水深过耻骨联合上方 20cm。令患者坐入池中，自脐至耻骨联合作腹部按摩，用力均匀、缓和，每次热浴 15~30 分钟，每日 1~2 次，7 日为一疗程。

【适应证】肝肾综合征脾肾阳虚、水湿泛滥证。

【注意事项】伴有中度以上高血压病史、心脏功能不全者慎用；有严重哮喘病者避免使用；皮肤有较大面积创口时应慎用；女士月经期间避免使用；具有严重过敏史的患者慎用。

【出处】《中医民间疗法》2012，2（1）：16-17.

（三）中药灌肠

处方 191

生大黄（后下）、黄芪各 30g，丹参 20g，红花、川芎、白术各 10g，当归、茯苓各 15g。

【用法】将上述中药(大黄除外)加适量水浸泡 20 分钟后，用武火快速煮沸，改文火维持 10 分钟，放入大黄，再煎 3~5 分钟，药液煎至 100~150mL，取出冷却至 40℃左右，打开一次性肠道冲洗袋，关闭调节器，加入药液，将肛管涂上润滑剂，插入患者肛门深度约 20cm，打开调节器，药液缓慢流入患者直肠内。每日 2 次，10 天为一疗程。

【适应证】肝肾综合征小便短少、腹胀明显、周身乏力者。

【注意事项】灌肠液灌入后须保留 30 分钟左右。

【出处】《山西中医》2012，28（6）：20.

处方 192

大黄 30g，丹参 25g，桂枝 25g，煅牡蛎 25g，六月雪 25g，红花 15g，白术 15g，半夏 10g。

气虚重者加人参；阴虚重者加麦门冬、沙参；阳虚者加淫羊藿、肉桂；瘀血重者加桃仁、马鞭草；高热者加栀子、金钱草；肝脾严重肿大者加穿山甲珠（用其他药代替）、土鳖虫。

【用法】日 1 剂，水煎取汁 200mL，凉至 38℃后保留灌肠。灌肠时提升患者臀部，取左侧卧位，将涂有润滑剂的肛管插入患者肛门中 15~20cm 后缓慢注射药液，灌肠结束后提示患者平卧，保留 1 小时。

【适应证】肝肾综合征浊毒壅滞、胃气上逆证。

【注意事项】灌肠前，应嘱患者先排便，肛管粗细合适，药量适宜；年老体弱，严重痔疮患者不宜用；肛周手术者或大便失禁者慎用；不能耐受者或大便泄泻严重停用。

【出处】《河北中医》2014，36（10）：1482–1483.

处方 193

生大黄（后下）、黄芪各 30g，丹参 20g，红花、川芎、白术各 10g，当归、茯苓各 15g。

【用法】上药（大黄除外）加适量水浸泡 20 分钟后，用武火快速煮沸，改文火维持 10 分钟，放入大黄，再煎 3~5 分钟，药液煎至 100~150mL，取出冷却至 40℃，打开一次性肠道冲洗袋关闭调节器，加入药液，将肛管涂上润滑剂，插入患者肛门深度约 20cm，打开调节器，药液缓慢流入患者直肠内。灌肠后保留半小时。日 1 剂，水煎 200mL，凉至 38℃后保留灌肠。患者左侧卧位，肛管插入深度 15~20cm，灌肠结束后提示患者平卧，保留 1 小时。

【适应证】肝肾综合征脾肾阳虚、水湿泛滥证。

【注意事项】肛管粗细合适，灌肠前，应嘱患者先排便，药量适宜，动作轻柔。

【出处】《中国现代药物应用》2017，11（3）：175–177.

处方 194

大黄 40g。

【用法】将上药浓煎 100mL，保留灌肠，每天 2 次。每次保留灌肠 1 小时以上。

【适应证】肝肾综合征肝肾阴虚、湿热互结证。

【出处】《中国医药导报》2011，8（28）：35.

处方 195

生大黄 15g，生牡蛎 30g，芫花 5g。

【用法】取上述三味药浓煎，取药液 100mL，每日 1 次，保留灌肠。用药 2 周。

【适应证】肝肾综合征肝肾阴虚、湿热互结证。

【注意事项】灌肠时注意周围环境的温度，避免患者受凉，灌肠时动作轻柔，避免损伤肠管。

【出处】《中国中西医结合肾病杂志》2009，10（8）：733.

（四）药茶

处方 196

大黄 30~40g。

【用法】大黄 30~40g，开水泡服，每天 1 次，大便次数保持每天 4~6 次为宜，4 周为一疗程。

【适应证】肝肾综合征大便不通、小便短小、腹胀者。

【注意事项】根据患者的大便调整大黄的用量。

【出处】《新中医》2005，37（3）：36.

二、非药物外治法

（一）针刺

处方 197

取穴：肾俞、肝俞、三焦俞、足三里、水分、气海。

【操作】手法以补为主，1 天 2 次，每次各留针 15~20 分钟。

【适应证】肝肾综合征肝郁气滞、水湿内阻证。

【注意事项】过饥过饱患者不宜针刺，针刺要求稳准快，捻转手法使针下得气，以患者有酸胀感为度。皮肤有感染、溃疡、瘢痕或者肿瘤的部位不要进行针刺。

【出处】《中国中西医结合肾病杂志》2006，7（6）：358–359.

处方 198

肾俞、脾俞、三焦俞、阴陵泉、水分、足三里、气海。

【操作】手法以补为主，每天 2 次，每次各留针 30~40 分钟。

【适应证】肝肾综合征脾肾阳虚、水湿泛滥证。

【注意事项】要求稳准快，捻转手法使针下得气，以患者有酸胀感为度。过饥过饱患者不宜针刺。皮肤有感染、溃疡、瘢痕或者肿瘤的部位不要进行针刺。

【出处】《中医药学报》1999，27（3）：23.

（二）火针

处方 199

关元、中极、天枢、合谷、内关、足三里、阴陵泉、三阴交、太冲、太溪、蠡沟。

【操作】用 75% 酒精常规消毒，左手持用止血钳夹持的酒精棉球，点燃酒精棉球，右手的拇指、示指夹持贺氏火针针柄，针体于火焰外焰处，针尖加热至通红。采用火针点刺关元、中极穴，对准穴位迅速点刺，深度约 5mm，即刻出针，用消毒干棉球按压针孔以防出血。留针 30 分钟，隔日 1 次。配合导尿每 2 小时规律开放 1 次，为日后撤导尿作准备。

【适应证】肝肾综合征肝肾阴虚、湿热互结证者。

【注意事项】要求稳准快，避免灼伤皮肤，蠡沟使用 3 寸毫针顺肝经循行方向透刺，捻转手法使针下得气，以患者有酸胀感为度。余穴常规取穴。

【出处】《中医临床研究》2019，11（20）：65.

（三）艾灸

处方 200

取穴：①膈俞、肝俞、脾俞、肾俞；②中脘、足三里、水分、水道。

【操作】用艾条灸上述两组穴位，每组灸 10 分钟，每日 1 次。

【适应证】肝肾综合征浊毒壅滞、胃气上逆证。

【注意事项】在施灸时应注意患者的隐私；注意周围环境的温度。

【出处】《洛阳医专学报》1999，17（3）：221.

综合评按：在肝肾综合征的治疗中，白蛋白扩容，奥曲肽缩血管，旨在改善肾循环，是西医学治疗本病的常用方法。中医外治治疗肝肾综合征中，通过药浴、中药外敷、中药灌肠等无创治法，以渗透方式使中药效力得以有效发挥，开泄腠理，通调水道，通过汗液、肠道将体内毒素排出，不仅能有效清除水湿瘀血之毒，还能改善肾功能衰竭的症状，促进气血运行，调节阴阳平衡以达到治疗目的。针灸肾俞、肝俞、脾俞等穴，既有温阳滋阴之效，又有利尿消胀之功。本病属于终末期，预后欠佳，运用中西医方法结合，治标治本，救急图缓，在恢复肝功能、纠正肾衰竭、改善临床、降低病死率诸方面均取得较好效果。

第十四节　黄疸

黄疸是中医病名，是一种以身黄、目黄、小便黄赤为主要特征的临床常见疾患，古时又有黄瘅、谷疸、酒疸、女劳疸、黑疸、阳黄、阴黄、急黄、瘟黄等多种名称。黄疸病名首见于《素问·玉机真脏论》，常见于西医学肝细胞性黄疸、阻塞性黄疸、溶血性黄疸、病毒性肝炎、肝硬化、胆囊炎、胆石症等疾病。

1.临床诊断

目睛黄染，身黄与尿黄。其中目黄是首要症状；若身黄、尿黄而无目黄，则不属于黄疸病证。可伴有恶寒发热，或食欲不振、胃脘胀闷，或右上腹、右胁胀痛。若黄色鲜明，伴表证、湿热证多为阳黄；若黄色晦暗，伴虚寒证多为阴黄；若黄色日久不退而舌质瘀斑者，则为瘀黄；若病来势急，病情重，色黄如金，则为急黄，亦称瘟黄。

2. 中医分型

（1）阳黄

①湿热兼表证　黄疸初起，目白睛微黄或不明显，小便黄，脘腹满闷，不思饮食，伴有恶寒发热，头身重痛，乏力，舌苔黄腻，脉浮弦或弦数。

②热重于湿证　初起目白睛发黄，迅速至全身发黄，色泽鲜明，右胁疼痛而拒按，壮热口渴，口干口苦，恶心呕吐，脘腹胀满，大便秘结，小便赤黄、短少，舌红，苔黄腻或黄糙，脉弦滑或滑数。

③湿重于热证　身目发黄如橘，无发热或身热不扬，右胁疼痛，脘闷腹胀，头重身困，嗜卧乏力，纳呆便溏，厌食油腻，恶心呕吐，口黏不渴，小便不利，舌苔厚腻微黄，脉濡缓或弦滑。

④胆腑郁热证　身目发黄鲜明，右胁剧痛且放射至肩背，壮热或寒热往来，伴有口苦咽干、恶心呕吐、便秘、尿黄，舌红苔黄而干，脉弦滑数。

⑤疫毒发黄证　身目黄染，迅速加深，色泽鲜明，腹胀满闷，高热口渴，甚或烦躁易怒，神志不清，齿鼻衄血，斑疹隐隐，苔黄干燥，舌质红绛，脉细弦或弦细数。

（2）阴黄

①寒湿阻遏证　身目俱黄，黄色晦暗不泽或如烟熏，右胁疼痛，痞满食少，神疲畏寒，腹胀便溏，口淡不渴，舌淡苔白腻，脉濡缓或沉迟。

②脾虚湿郁证　多见于黄疸久郁者。症见身目俱黄，黄色较淡而不鲜明，胁肋隐痛，食欲不振，肢体倦怠乏力，心悸气短，食少腹胀，大便溏薄，舌淡苔薄白，脉濡细。

③瘀血发黄证　身目发黄，面色晦暗，胁肋痞块，身体消瘦，午后低热，齿鼻衄血，舌质紫暗或有瘀斑，脉沉细涩。

一、药物外治法

（一）中药灌肠

🥣 处方 201

大黄、赤芍、茵陈、栀子、柴胡、山楂、茯苓、薏苡仁。

【用法】将上述中药用清水浸泡 30 分钟后，水煎取汁 150mL，嘱患者排空大小便，右侧卧位，全身放松，将中药灌肠退黄方 150mL，倒挂在输液架上，液面距肛门 30cm，接一次性输液器，下端去掉针头，接一次性肛管，将肛管用液状石蜡润滑，缓慢送入肠腔 15~20cm。灌肠后，嘱患者平卧 30 分钟以上，以利于药物吸收，每天灌肠 1 次，4 周为 1 个疗程。

【适应证】阳黄湿热兼表证。

【注意事项】所有患者治疗前，均先做肛门指诊，确定无灌肠禁忌证。灌肠时动作轻柔，避免用力过猛使肛门和直肠损伤，缓缓灌入。边灌注边观察患者反应，如患者出现便意，嘱其深呼吸，抬高臀部。

【出处】《中西医结合肝病杂志》2016，26（3）：155.

🥣 处方 202

茵陈 30g，赤芍 30g，郁金 14g，栀子 16g，大黄 10g，红花 15g，甘草 6g。

【用法】将上述中药浸泡 30 分钟，微火煎药液至 150mL，选用输液瓶和一次性无菌输液器替代以往使用的灌肠桶，以便调节滴速。指导患者采取正确体位，灌肠时嘱患者取左侧卧位，两膝屈曲臀部置床边，臀下放中单及治疗巾，臀部抬高 20cm，选择较细的 14~16 号一次性导尿管代替肛管，用石蜡油润滑肛管，嘱患者深慢呼吸，药液液面距肛门 30cm 左右，轻轻插入 15~20cm，使药液直达乙状结肠。灌肠后嘱患者减少活动，卧床并抬高臀部 10cm，以便药液保留，将药液保留 1 小时，以利于药液充分在肠道内吸收，每日 1 次，2 周为 1 个疗程。

【适应证】阳黄疫毒发黄证。

【注意事项】操作前向患者做好解释工作，嘱患者排空大小便，对便秘或神志不清的患者，提前给予乳果糖清洁灌肠，以减轻腹压清洁肠道，利于药液广泛分布于肠道，利于肠黏膜吸收。灌肠液温度宜控制在38℃左右。

【出处】《光明中医》2010，25（9）：1735-1736.

处方 203

生大黄 20g，赤芍 20g，枳实 20g，厚朴 20g，茵陈 30g，栀子 30g。

【用法】患者排空二便，取左侧屈膝卧位，垫高臀部 10cm，常规清洁肛周，将肛管缓慢插入直肠内 20~30cm，以 25 滴 / 分钟的速度缓慢滴入药液。滴完后，患者保持体位 20 分钟左右，而后适当变换体位，使药物与直肠充分接触。15 天为 1 个疗程，连续应用 2 个疗程。

【适应证】阳黄热重于湿证。

【出处】《中医学报》2016，31（12）：1985.

处方 204

生大黄、蒲公英、乌梅各 30g，厚朴、枳实各 15g。

【用法】将灌肠液加温至 38℃左右，嘱患者排空膀胱，取左侧屈膝卧位，垫高臀部 10cm，显露肛门，将肛管缓慢插入肛门内 18~25cm，缓慢滴入药液，20 分钟滴完，患者保持侧卧位 15~30 分钟，保留灌肠，同时适当变换体位，使药液与肠管充分接触，以利药物存留吸收。住院期间每天 1 次。15 天为 1 个疗程，共 2 个疗程。

【适应证】阳黄湿重于热证。

【出处】《陕西中医》2015，36（10）：1345.

（二）吸鼻疗法

处方 205

甜瓜蒂。

【用法】上药烘干，研为细末，过筛，取 0.1g 分为 6 包。先以 2 包，深深地吸入两鼻孔，隔 40 分钟清洁鼻腔；再吸入 2 包，每隔 40 分钟清洁鼻腔，又吸入 2 包，共分 3 次吸完。间隔 7~10 天，依上法，再吸 0.1g，以此类推，吸完 0.4g 为一疗程。即先后共吸 4 次，大约要间隔 10 天。急性期 1 个疗程，即可见效。

【适应证】阳黄湿热兼表证。

【注意事项】掌握吸鼻深度，避免引起患者不适或误吸入气道；药物刺激性强，需要用纱布包裹。

【出处】张建德.《中医外治法集要》陕西科学技术出版社.

（三）发疱法

处方 206

紫皮大蒜 3~5 枚。

【用法】共捣如泥，放玻璃皿内，倒扣于上臂三角肌上端皮肤上（相当于臂臑穴），再用绷带固定，24 小时取下，皮肤上出现水疱。常规消毒后，将水疱中液体，用消毒过的注射器吸出，涂 1% 的龙胆紫，加盖消毒纱布保护，胶布固定。一般 3~5 天愈合。每 2~3 周治疗 1 次，3 次为一疗程。左右臂交替贴敷，一般不超过 2 个疗程。每次应稍偏离上次原瘢痕，一般应治疗 3 次。未满 3 次而肝功能恢复正常者，应停止治疗。

【适应证】阳黄疫毒发黄证。

【注意事项】药饼不宜过湿，外敷范围不宜过大；治疗过程中注意观察患者皮肤反应；发疱后嘱患者休息，勿碰水疱，治疗中做到无菌操作。如果已经感染，按感染伤口处理；皮肤有病变者禁用。

【出处】张建德.《中医外治法集要》陕西科学技术出版社.

处方 207

毛茛茎 10~20g。

【操作】毛茛茎 10~20g 根洗净捣烂，敷于列缺穴，或敷于臂下或臂部均可。24 小时后观察，如已经发疱即可除去，再用消毒纱布包扎。

【适应证】阴黄寒湿阻遏证。

【注意事项】治疗中穴位周围皮肤出现痒、麻、灼热、刺痛等各种不同的感觉，是正常现象；药物贴在穴位上保留 1~3 小时，具体时间以患者能耐受为度；治疗当天避免进食生冷食物或虾蟹、豆制品；避免皮肤水疱破溃后化脓，特别是过敏体质者。

【出处】《河北中医药学报》2000，15（2）：42-43.

🔮 处方 208

天灸膏采用中药斑蝥磨粉，白凡士林调膏密封备用。

【**操作**】穴位：①至阳、膈俞（双）、三阴交（双）；②大椎、胆俞（双）、阳陵泉（双）。每次选用 2 穴位点贴敷斑蝥膏，灸疱直径控制在 2.0~3.0cm 之间，发疱后用医用创可贴外敷保护，让其自然吸收。穴位天灸 1 次 /5 天，每次 1 组穴位，上述 2 组穴位交替使用，共 6 次结束。

【**适应证**】阴黄脾虚湿郁证。

【**出处**】《中国中医药信息杂志》2002，9（12）：48.

（四）涂擦法

🔮 处方 209

第一处方：茵陈、栀子、大黄、芒硝各 30g，杏仁 18g，常山、鳖甲、巴豆霜各 12g，豆豉 50g。

第二处方：丁香 12g，茵陈 50g。

【**用法**】将第一处方中药物浓煎取汁，装瓶备用。用纱布或棉花蘸药汁，轻轻涂搽脐部，并炒药渣熨脐部。将第二处方中药物煎汤取汁，同上法，擦胸前、四肢、周身，汗出而愈。每日 1~2 次，每剂药用 2~4 次。10 日为一疗程。病愈停用。

【**适应证**】第一处方适用于阳黄胆腑郁热证；第二处方适用于阴黄寒湿阻遏证。

【**注意事项**】在配制洗液时，应尽量将药物研细，以免刺激皮肤；因酊剂有刺激性，疮疡破溃后，或皮肤有糜烂者应禁用；急性皮炎和明显渗液之皮损处忌用软膏；局部有感染时需先用清热解毒、抗感染制剂，感染控制后，再针对原来皮损选用剂型与药物；面部、阴部皮肤慎用刺激性强的药物；随时注意药物的过敏反应，一旦出现过敏现象，应立即停用，并及时处理。

【**出处**】《理瀹骈文》。

二、非药物外治法

（一）脐火疗法

处方 210

黄芪、党参、白术、莪术、附子、炒薏苡仁各 30g，肉桂 15g，荞麦粉 100g。

【操作】将上述药物经加工制成圆饼，厚 1cm；制作药筒：由蜡和草纸制成，中间空心，直径 2.5cm，高 7cm。先将药饼置于脐部，将蜡筒放于药饼上面，正对脐中心，点燃上端，自然燃烧并及时用镊子去除灰烬以防烫伤，燃尽后换第 2 根，7 根为一次量。每日 1 次，1 周 1 个疗程，共 8 个疗程，每 2 个疗程休息 1~3 天。

【适应证】阴黄。

【注意事项】操作期间，密切观察，防止烫伤。

【出处】《中国民族民间医药》2016，25（25）：98.

处方 211

茵陈 30g，白术 30g，附子 30g，肉桂 15g，吴茱萸 30g，茯苓 30g，薏苡仁 30g，荞麦粉 100g。

【操作】将以上药物加工为细粉，加水调和做成圆饼形，厚 6cm，直径 5cm，置于肚脐上，另做一中间有孔的木板，外周直径 15cm，内孔直径 3cm，厚度 0.3cm，置于药饼之上，木板孔对准药饼中心，再将蜡筒（由草纸和蜡组成，做时先将蜡溶化，草纸做成中间空心、高 7cm、直径 2.5cm 的纸筒，将纸筒置于融化的蜡中炸十余秒钟后取出晾干）置于药饼之上，正对脐中心，在上端点燃，自然燃烧，燃尽后换第二根，30 分钟为一次量，每日 1 次，疗程 1 个月。

【适应证】阴黄寒湿阻遏证。

【出处】《中医外治杂志》2013，22（6）：16-17.

处方 212

黄芪、党参、白术、丹参、肉桂、薏苡仁。

【操作】先将药饼（由黄芪、党参、白术、丹参、肉桂、薏苡仁等加工为细粉，加水调和而成，饼为圆形，厚 1cm）置于脐部，再将药筒（由草纸和蜡组成中间空心，高 7cm，直径 2.5cm）置于药饼之上，正对脐中心在上端点燃，自然燃烧，燃尽后换第 2 根，7 根为 1 次量，每日 1 次。10 日为一个疗程，共治疗 2 个疗程。

【适应证】阴黄脾虚湿郁证。

【出处】《中国中医药现代远程教育》2015，13（10）：45-46.

处方 213

茵陈、附子、茯苓、姜黄。

【操作】上药加工成细粉，以姜汁调和，厚度 1cm，直径 7cm，置于神阙穴，放上带孔圆木板，再把蜡筒（采用蜡液浸泡过的桑皮纸制作成高约 7cm，直径 3cm 的圆筒状）通过圆木板的孔固定于神阙上的药饼中，于上端点燃，自然燃尽，每次 6~8 壮，每日 1 次。2 周为一个疗程，共 4 个疗程。

【适应证】阴黄脾虚湿郁证。

【注意事项】过饥过饱时都不适宜做脐灸，在治疗过程中要注意保暖；保持室内的温度，适当覆盖衣被。

【出处】《光明中医》2014，12（21）：75-76.

（二）针刺

处方 214

选取足三里、阳陵泉、三阴交。根据辨证施治加减取穴：腹胀纳食不佳配中脘，恶心呕吐配内关，胁痛甚配章门。

【操作】平补平泻，进针快，留针 15 分钟，留针期间捻转 6~7 次，10 天为一疗程，直到黄疸消退。

【适应证】阳黄湿重于热证。

【注意事项】针刺处尽量保持清洁干燥，避免伤口感染。凝血功能差者禁用。

【出处】《湖北中医杂志》2013，15（11）：7-8.

处方 215

足三里、阳陵泉、三阴交。

【操作】发热者加外关、曲池，胁痛者加期门、支沟；恶心呕吐者加内关、内庭。穴位表面皮肤常规消毒后，提插捻转手法，留针 30 分钟，每日针刺 1~2 次，4 周为 1 个疗程。

【适应证】阴黄寒湿阻遏证。

【出处】《中国中医急症》2012，21（7）：1165.

（三）灸法

处方 216

取穴：第 1 组穴位：中脘、关元、足三里、阴陵泉；第 2 组穴位：膈俞、脾俞、至阳。

【操作】用艾条温和灸，2 组穴位交替使用，每次各灸 10~15 分钟，每天灸 1 次，疗程为 15 天。

【适应证】身目小便黄染，证属脾虚湿郁者。

【出处】《新中医》2015；47（8）：227.

处方 217

中脘、内关或中脘、足三里。

【操作】用隔姜灸法每日 1 次，每穴灸 1 壮，每次两个穴位（中脘穴＋内关穴或中脘穴＋足三里穴）交替治疗，疗程 4 周。

【适应证】阳黄热重于湿证。

【出处】《云南中医中药杂志》2011，32（6）：74.

（四）点穴刺激

处方 218

选用胆穴、阳陵泉穴点按刺激。

【操作】用火柴棒火药部分点按刺激，每次双侧 5 分钟，每天 2 次，隔天轮换。

【适应证】阳黄胆腑郁热证。

【注意事项】点按力度以患者能耐受为宜。

【出处】《新中医》2015，47（4）：292-294.

综合评按：中医外治需根据黄疸的不同证型辨证选择治疗方法。其中中药灌肠法，药物的吸收总量、吸收速度、生物成分不易被消化液破坏，且有助于肠黏膜的吸收，减少肠道对细菌毒素的吸收，增加毒素的排泄，起到解毒退黄、保护肠道黏膜的功效，并可避免患者的呕吐反应，有助于保持药物的性能以提高药效。运用中药保留灌肠法治疗慢性活动性肝炎（黄疸）、重度黄疸型肝炎、急性黄疸型肝炎，均具有较好效果。非药物疗法中针灸疗法操作简单，实用安全，易于掌握，便于推广，脐火、灸法可以温化湿浊，温助阳气，扶正以驱邪，对于阴黄有较好的临床疗效。对于黄疸的治疗，方法多样，内容丰富，务必抓主证，辨清标本虚实，明确疾病的轻重缓急，有的放矢，灵活应用。在遇到病证复杂的情况时当多法配合，提高疾病的治愈率。此外，在治疗期间，某些外治法在治疗时会不可避免地出现局部起疱、流黄水等现象。应当事先向患者或家属讲清，以获得理解及配合，坚持治疗，同时要嘱患者治疗期间，忌生冷、辛辣厚腻之食，慎起居，调情志，这些亦是提高疗效不可忽略的环节。

第十五节　急性胆囊炎

急性胆囊炎是由胆囊管梗阻、化学性刺激和细菌感染等引起的胆囊急性炎症性病变，其典型临床特征为右上腹阵发性绞痛，伴有明显的触痛和腹肌强直。约95%的患者合并有胆囊结石，称为结石性胆囊炎；5%的患者未合并胆囊结石，称为非结石性胆囊炎，是临床常见急腹症之一。根据急性胆囊炎右上腹疼痛的主要临床表现，归属于中医学"胁痛""胆胀""黄疸"的范畴。

1. 临床诊断

（1）主要症状为右上腹痛、恶心、呕吐与发热。患者常首先出现右上腹痛，向右肩背部放射，疼痛呈持续性，阵发性加剧，可伴随有恶心、呕吐，呕吐物为胃、十二指肠内容物。后期表现发热，多为低热，寒战、高热不常见，早期多无黄疸，当胆管并发炎症或炎症导致肝门淋巴结肿大时，可出现黄疸。

（2）局部体征表现为右上腹有压痛，约25%的患者可触及肿大胆囊，墨菲征阳性，严重者可有右上腹压痛、反跳痛及肌紧张；当胆囊穿孔后会出现全腹的炎症，患者可出现板状腹、巩膜黄染及体温升高、脉搏加快、呼吸加快、血压下降等感染性休克症状。

（3）急性胆囊炎的诊断应结合临床表现、实验室检查和影像学检查：①局部炎症表现：可触及右上腹肿块、压痛和反跳痛，墨菲征阳性；②全身炎症反应：发热，C- 反应蛋白升高，白细胞计数升高；③影像学检查：提示为急性胆囊炎的特征。若①中任意一项加②中任意一项，应高度怀疑急性胆囊炎，在此基础上，若影像学检查进一步支持，则可明确诊断。

（4）主要病因有情志不遂、饮食失节、虫石阻滞、感受外邪、久病体虚等。

2. 中医分型

（1）急性期

①胆腑郁热证　上腹持续灼痛或绞痛，胁痛阵发性加剧甚则痛引肩背，晨起口苦，时有恶心，进食后呕吐，身目黄染，持续低热，小便短赤，大便秘结，舌质红苔黄或厚腻，脉滑数。

②热毒炽盛证　持续高热，右胁疼痛剧烈拒按，身目发黄黄色鲜明，大便秘结，小便短赤，烦躁不安，舌质红绛，舌苔黄燥，脉弦数。

（2）缓解期

①肝阴不足证　右胁隐痛，五心烦热，双目干涩，口燥咽干，少寐梦多，急躁易怒，头晕目眩，舌红或有裂纹或见光剥苔，脉弦细数或沉细数。

②瘀血阻滞证　右胁部刺痛，痛有定处，拒按，入夜痛甚，胸闷纳呆，大便干结，面色晦暗，舌质紫暗或舌边有瘀斑、瘀点，脉弦涩或沉细。

一、药物外治法

中药外敷

处方 219

栀子 10g，大黄 10g，冰片 1g，乳香 6g，芒硝 10g。

【用法】研粉调匀成糊状，纱布覆盖，胆囊区（右上腹压痛点）外敷，每天更换 1 次，5 天为 1 个疗程。

【适应证】急性胆囊炎胆腑郁热证。

【注意事项】如出现皮肤发红，起丘疹、水疱、瘙痒、糜烂时立即停止用药，局部涂用抗过敏药物。

【出处】《江西中医药》2015，6（46）：43–44.

处方 220

生大黄 100g，茵陈 100g，金钱草 60g，乌药 30g，青皮 60g，延胡索 30g，威灵仙 30g，莪术 60g，郁金 60g，乳香 30g，冰片 15g，芒硝 100g，皂角刺 30g，鸡内金 60g。

【用法】上药共为细末，取 60g，以适量醋调成膏状，平摊在 10cm×10cm 及 4cm×4cm 两块纱布上，分别敷于胆囊体表投影区皮肤及神阙穴，贴敷前将贴敷部位局部消毒，贴敷处用胶布固定。以神灯照射 20 分钟，每日 1 次，24 小时换药 1 次。10 天为 1 个疗程，间隔 5 天进行下一疗程。

【适应证】急性胆囊炎伴有胆结石黄疸升高者。

【注意事项】治疗过程中若出现发热，血白细胞、中性粒细胞明显升高者，适当加用头孢类抗生素控制感染。

【出处】《中医临床研究》2017，9（8）：64.

处方 221

黄芪、夏枯草、莪术、穿山甲（用其他药代替）。

取穴：肝俞、足三里、章门、期门、日月。

【用法】将药物贴敷于相应穴位，2 日 1 次，每个疗程 2 周。

【适应证】急性胆囊炎瘀血阻滞证。

【注意事项】如出现皮肤发红，起丘疹、水疱、瘙痒、糜烂时立即停止用药，局部涂用抗过敏药物。

【出处】《中华中医药学刊》2003，21（6）：846-847.

处方 222

芒硝 200g。

【用法】平铺于大小约 20cm×20cm 棉布袋中，外敷于右上腹，每 12 小时更换 1 次，连续应用 3~5 天。

【适应证】急性胆囊炎胆腑郁热证。

【注意事项】如出现皮肤发红，起丘疹、水疱、瘙痒、糜烂时立即停止用药，局部涂用抗过敏药物。

【出处】《中国中医药现代远程教育》2020，18（2）：84-85.

处方 223

芒硝、大蒜各 50g。

【用法】先将大蒜捣碎成糊状，与芒硝混匀，用 4 层油纱包裹成囊袋状，囊袋大小约 8cm×8cm，将配好的药物囊袋敷于胆囊区疼痛处，用胶布固定，每日更换 1 次，大部分患者于 2 天内疼痛可明显缓解。

【适应证】急性胆囊炎胆腑郁热证。

【注意事项】本法禁用于皮肤过敏者、右胁部皮肤破溃者及对大蒜或芒硝过敏者，皮肤娇嫩患者可适当减少药量，有烧灼感时可缩短敷药时间。

【出处】《中国民间疗法》2019，27（6）：105.

二、非药物外治法

（一）穴位埋线

处方 224

取穴：鸠尾、中脘、胆囊穴（双）、胆俞（双）、胃俞（双）。

【操作】患者仰卧，充分暴露上腹部及胆囊穴部位，用紫药水棉球在上述穴位上做标记，持碘酒棉球进行穴位消毒，再用乙醇棉球脱碘。用一次性 5mL 注射器吸取利多卡因在上述穴位上行浸润麻醉，当针头入皮下时先推出个小丘，边推药边进针，推药的深度即是埋线所至的位置。腹部及背部穴位要注意不能直刺或深刺，以免伤及脏腑。然后将已处理好的羊肠线用陆氏医用埋线针将其送入穴位，防止线头暴露在皮肤外，以免感染。将酒精棉球放在针眼上，再贴上医用胶布防止出血及感染，48 小时后揭掉胶布。一般 1 个月埋线 1 次，病情重者 20 天 1 次，5 次为一疗程。

【适应证】急性胆囊炎伴右上腹疼痛、恶心、呕吐、脘腹胀满者。

【注意事项】胶布过敏者，数小时内揭掉胶布即可。1 周内不能洗浴。

【出处】《中医外治杂志》2013，22（3）：64.

（二）耳穴压豆

处方 225

神门、内分泌、胆、肝、交感。

【操作】术前 30 分钟采用 75% 乙醇消毒单侧耳朵，将王不留行籽耳贴对准所选耳穴穴区进行贴敷，贴压的耳穴采用强刺激手法，按压约 5 分钟，至耳郭产生酸、麻、胀等反应，之后手法由重至轻；术毕，返回病房 30 分钟内每个穴位压 1 分钟，而后每 1~2 小时重复按压耳穴 1 次，每个穴位压 1 分钟。保留天数：夏天 1~3 天，春秋 3~5 天，冬天 5~7 天。

【适应证】急性胆囊炎胆腑郁热证。

【注意事项】贴压耳穴应注意防水，以免脱落；夏天易出汗，贴压耳穴不宜过多，时间不宜过长，以防胶布潮湿或皮肤感染；耳郭皮肤有炎症或冻伤者不宜采用；对过度饥饿、疲劳、精神高度紧张、年老体弱、孕妇按压宜轻，急性疼痛性病症宜重手法强刺激；习惯性流产者慎用。

【出处】《临床合理用药》2019，12（3）：126-127.

（三）指压法

处方 226

取穴：胆俞、肝俞。

【操作】嘱患者身体放松，医者用拇指或示指指腹紧贴在所取穴位上，徐徐向下用力施压，持续 30 秒后放松，交替按压其他穴位，至患者产生温热与酸麻胀感。

【适应证】急性胆囊炎伴有上腹疼痛者。

【注意事项】腹部不易过饱，腹部疾病较重的患者禁用，根据患者体型适当增减推拿力度。

【出处】《中医杂志》1994，35（3）：147.

（四）按摩法

处方 227

取穴：膈俞、肝俞、胆俞、督俞、巨阙、胆囊、建里。

【操作】术者以拇指指腹大、小鱼际或掌根部在取穴处按揉，以腕关节转动回旋来带动前臂进行操作，每分钟 80~100 次，每次 15~20 分钟，每日 2 次，5 天 1 个疗程。

【适应证】急性胆囊炎肝阴不足证。

【注意事项】按摩时注意周围环境，避免受凉。

【出处】《山东中医杂志》1992，11（4）：31-32.

（四）针刺

处方 228

阳陵泉、胆囊穴、肩井、日月、丘墟、太冲。

【操作】采用捻转强刺激手法，每隔 3~5 分钟行针 1 次，每次留针时间为 20~30 分钟，也可采用电刺激。

【适应证】急性胆囊炎瘀血阻滞证。

【注意事项】针刺处尽量保持清洁干燥，避免伤口感染。凝血功能差者禁用。

【出处】《辽宁中医药大学学报》2013，15（6）：91-92.

处方 229

胆囊、阳陵泉。

【操作】常规乙醇消毒后，医生取患者双侧小腿胆囊穴和阳陵泉，用 1.5 寸针灸毫针，直刺并快速进针约 1 寸，然后用捻转、提插术，配合泻法强刺激，留针 30 分钟。

【适应证】急性胆囊炎胆腑郁热证。

【注意事项】针刺处尽量保持清洁干燥，避免伤口感染。凝血功能差者禁用。

【出处】《肝胆胰外科杂志》2016，28（6）：481-488.

综合评按：西医学治疗急性胆囊炎局限于手术及对症治疗，而中医药治疗本病存在着其他疗法不可取代的优势，无创伤性、避免术后并发症、减轻患者心理负担及经济负担等。中药外敷体现了"外治之法即内治之理"，耳穴压豆、针刺能够有效减轻疼痛程度，推拿及穴位埋线也是应用中医经络理论循经治病。但上述治疗主要在非急性重症发作期应用，以降低患者急诊手术的概率，改善预后。预防急性胆囊炎要做到以下几点：①注意饮食：食物以清淡为宜，少食油腻和炸烤食物。②保持大便畅通。③改变静坐生活方式，多走动，多运动。④心胸宽阔，心情舒畅。长期心情不畅的人易引发或加重此病。

第十六节　慢性胆囊炎

慢性胆囊炎是由急性或亚急性胆囊炎反复发作，或长期存在的胆囊结石所致胆囊功能异常。约25%的患者存在细菌感染，其发病基础是胆囊管或胆总管梗阻。根据胆囊内是否存在结石，分为结石性胆囊炎与非结石性胆囊炎。非结石性胆囊炎是由细菌、病毒感染或胆盐与胰酶引起的慢性胆囊炎。本病临床表现为反复右上腹疼痛或不适、腹胀、嗳气、厌油腻，右上腹部有轻度压痛及叩击痛等体征。归属于中医学"胁痛""胆胀"的范畴。

1. 临床诊断

反复右上腹胀痛或不适，可伴腹胀、嗳气、厌油。查体：可有右上腹轻度压痛及叩击痛。超声见胆囊体积变大或正常，胆囊壁增厚或毛糙。主要病因有情志不遂、饮食失节、虫石阻滞、感受外邪、久病体虚等。

2. 中医分型

（1）肝胆气滞证　右胁胀痛或隐痛，疼痛因情志变化而加重或减轻，厌油腻，恶心呕吐，脘腹满闷，嗳气频作，舌质淡红，舌苔薄白或腻，脉弦。

（2）肝胆湿热证 胁肋疼痛，或胀痛或钝痛，口苦咽干，身目发黄，身重困倦，脘腹胀满，小便短黄，大便不爽或秘结，舌质红，苔黄或厚腻，脉弦滑数。

（3）胆热脾寒证 胁肋疼痛，或胀痛或紧痛，恶寒发热，口干口苦，恶心欲呕，腹部胀满，大便溏泄，肢体疼痛，遇寒加重，舌质淡红，苔薄白腻，脉弦滑。

（4）气滞血瘀证 右胁疼痛，胀痛或刺痛，口苦咽干，胸闷，善太息，右胁疼痛夜间加重，大便不爽或秘结，舌质紫暗，苔厚腻，脉弦或弦涩。

（5）肝郁脾虚证 右胁胀痛，情志不舒，腹胀便溏，倦怠乏力，腹痛欲泻，善太息，纳食减少，舌质淡胖，苔白，脉弦或弦细。

（6）肝阴不足证 右胁部隐痛不适，两目干涩，头晕目眩，心烦易怒，肢体困倦，纳食减少，失眠多梦，舌质红，苔少，脉弦细。

一、药物外治法

（一）中药贴敷

处方 230

胆痹膏：柴胡、郁金、白芍、大黄、虎杖、白术、山药、槟榔、厚朴、鸡内金、麝香、穿山甲（用其他药代替）、地骨皮。

【用法】胆痹膏按照传统硬质黑膏药熬制工艺并加入透皮吸收促进剂精制而成，每帖膏重25g。每次用胆痹膏2帖，分别贴神阙穴及日月穴，每7天（一疗程）换药1次。

【适应证】慢性胆囊炎伴有右胁疼痛，证属肝胆气滞者。

【注意事项】因贴的时间比较长，注意观察皮肤过敏情况。

【出处】《中医外治杂志》2004，13（2）：6.

处方 231

胁痛膏：醋柴胡20g，制香附30g，枳壳15g，红花15g，当归20g，赤芍 20g, 五灵脂 20g, 桃仁 20g, 川芎 15g, 川楝子 15g, 广木香 10g, 青皮 20g, 生茜草 15g, 制乳香 10g, 制没药 10g, 黄芩 10g, 肉苁蓉 2g, 樟脑 3g, 黄丹 250g, 胡麻油 800g。

【用法】将以上诸药除肉苁蓉、樟脑外，浸于胡麻油中煎熬成焦黑色去渣存油，加入黄丹再煎至滴水成珠，最后加入肉苁蓉、樟脑，凝结成膏。摊成Ⅰ号膏 20g、Ⅱ号膏 25g 备用。先将胆囊底、胆俞穴部位用温开水洗净，将膏药稍加温后Ⅰ号膏、Ⅱ号膏分别贴于胆囊底和胆俞穴。2~3 天更换 1 次，10 天为一疗程。

【适应证】慢性胆囊炎气滞血瘀证。

【注意事项】用药期间嘱患者调畅情志、节制饮食，以利于疾病的康复。

【出处】《中医外治杂志》2006，15（5）：39.

处方 232

柴胡、香附、川芎、党参、当归、陈皮。

【用法】研末分装于布包，固定于患者脐部昼夜外敷，7 天为 1 个疗程。

【适应证】慢性胆囊炎肝郁脾虚证。

【注意事项】如出现皮肤发红，起丘疹、水疱、瘙痒、糜烂时立即停止用药，局部涂用抗过敏药物。

【出处】《山东中医杂志》1998，17（12）：542-543.

处方 233

金钱草、大黄各 60g，青皮、枳实、木香各 40g，郁金 30g。

取穴：肝俞、足三里、章门、期门、日月、阳陵泉。

【用法】上药研粉，加醋调成膏，装瓶备用，一次取 2g 贴于相应穴位，2 日 1 次，每个疗程 2 周。

【适应证】慢性胆囊炎肝郁脾虚证。

【出处】《中医临床研究》2020，12（1）：105-107.

处方 234

金钱草 20g，柴胡 15g，大黄 15g，栀子 10g，乳香 9g，冰片 2g。

穴位：双侧肝俞、胆俞、期门、日月、阳陵泉。

【用法】将上述药物研细末，加蓖麻油 30mL，充分搅拌均匀备用；贴敷前清洁皮肤，将制好的膏药贴敷于上述穴位上，每天 1 次，每次 8 小时，两侧穴位交替使用，治疗 1 周。

【适应证】慢性胆囊炎肝胆湿热证。

【注意事项】若患者出现局部皮肤发红微痒，属正常现象，停药后即可逐渐消失，一般不必做特殊处理。嘱患者低脂饮食、禁烟酒。

【出处】《内蒙古医学杂志》2019，51（11）：1348–1350.

（二）穴位注射

处方 235

当归注射液。

取穴：日月、足三里、阳陵泉穴。

【用法】以当归注射液 4mL，使用一次性 5mL 注射器，5.5 号针头，常规皮肤消毒，排净针管内空气，于足三里和阳陵泉穴垂直刺入约 4.5cm，日月穴斜刺约 1.2cm，以患者有酸胀感，抽无回血后，注入药物。足三里、阳陵泉每穴注入 1.5mL，日月穴注入 0.5mL，然后迅速拔针，用 75% 酒精棉球压针孔 3~5 分钟即可，每周 1 次，共注射 3~4 次。

【适应证】慢性胆囊炎肝郁脾虚证。

【注意事项】禁食生冷、坚硬、油腻、辛辣等食物，同时戒烟、禁酒。

【出处】《蛇志》2011，23（2）：178–179.

处方 236

胃复安针。

取穴：足三里穴。

【用法】以胃复安针 1mL，使用一次性 1mL 注射器，常规皮肤消毒，排净针管内空气，于足三里穴垂直刺入约 2cm，以患者有酸胀感，抽无回血后注入药物，然后迅速拔针，用 75% 酒精棉球压针孔 3~5 分钟即可，每日 1 次，15 天为一疗程。

【适应证】慢性胆囊炎伴有恶心、呕吐者。

【注意事项】嘱患者放松心情，以免晕针，同时注意周围环境的温度，以免受凉。

【出处】《中国中医急症》2016，15（11）：1288.

（三）中药离子导入

🥣 处方 237

肝胆湿热：龙胆草 3g，金银花 15g，郁金 16g，延胡索 16g，茵陈 30g，赤芍 10g，大黄、郁金各 15g，金钱草 50g，木香 10g，莱菔子 15g。

🥣 处方 238

肝胆气滞：柴胡、枳实各 10g，香附、郁金各 15g，木香 10g，延胡索、生白芍各 15g，半夏 10g，金钱草 20g，威灵仙 10g，焦槟榔、姜黄、青皮、陈皮各 15g，川楝子 10g。

【用法】①上药采用醇沉法制成浓度为 50%、pH5.5~6.5 深黄色透明溶液。②取适当体位，暴露胆囊区，检查局部皮肤。③将衬垫吸湿药物置患处，根据导入药物的极性选择电板，带负离子的药物衬垫放上负极板（黑色导线），带正离子的药物衬垫上放上正极板（红色导线），正极置于侧腹部日月或期门穴，负极置于肝俞、胆俞穴。隔上塑料薄膜，用沙袋加压固定，必要时绷带包扎固定，检查输出端电位调节器是否至 "0"，再接通电源，调节电流量，根据患者耐受程度，不宜超过 40mA，每日 1 次离子透入，每次 30 分钟，14~20 天为一疗程。结束时，先将输出电位调节器调至 "0" 后关电源。④拆去衬垫，擦净皮肤，协助患者取舒适体位。

【注意事项】①开关电流及调整电流应缓慢，避免产生过强刺激电流。②治疗过程中不能离开患者，随时观察患者的反应及时调节合适的电流量，注意控制电流谨防电灼伤。③检查治疗部位皮肤感觉有无异常、破损；如患者局部皮肤出现瘙痒皮疹等皮肤过敏症状，可用皮炎平霜外涂局部，禁止搔抓，如果发生直流电灼伤，局部涂 2% 龙胆紫或湿润烧伤膏，注意预防感染即可。④通电开始时，电位器要从 "0" 位开始，缓慢调增到预定的电流强度。一般局部电流不超过 40mA，全身电流量不超过 60mA，小部位电流量不超过 10mA，面部电流量不超过 5mA。⑤治疗结束时，也要将电位器逐渐调至"0"位才关闭开关，以免患者受到突然通、断电的电击感。

【出处】《黑龙江医学》2002，26（2）：101-102.

（四）中药塌渍合红外线

处方 239

郁金 15g，延胡索 12g，木香 15g，丹参 12g，柴胡 12g，当归 12g，川楝子 8g，枸杞子 10g，白芍 10g，姜竹茹 6g，甘草 5g。

【用法】粉碎后煎煮，取适量炼蜜搅拌制作成药泥，均匀涂抹于适量大小的保鲜膜上，敷于右胁疼痛处，用红外线进行照射，每次照射时间持续 30 分钟，1 日 1 次，1 个月为一疗程。

【适应证】慢性胆囊炎肝胆气滞证。

【注意事项】注意红外线的温度、距离，以免造成烧伤，局部红肿者应停用，并给予烧伤药物处理，避免感染。

【出处】《实用中医药杂志》2020，36（1）：113-115.

二、非药物外治法

（一）穴位埋线

处方 240

胆囊穴（腓骨小头前下方为阳陵泉穴，阳陵泉穴下 1~2 寸处为胆囊穴）。

【操作】用 12 号腰椎穿刺针，将针芯的前端磨平，常规消毒，在无菌操作下将 1.5cm 长已消毒的 0 号羊肠线置于腰椎穿刺针前端，后接针芯。医生左手拇、示指绷紧定位皮肤，右手用执笔式持穿刺针，对准穴位快速垂直刺入皮肤，进针 2~3cm，针刺得气后，提插 2~3 次，针感强烈后，一边退针，一边用针芯将羊肠线注入穴位内，局部消毒。每月治疗 1 次，连续治疗 6 次。

【适应证】慢性胆囊炎胆热脾寒证。

【注意事项】治疗期间注意低脂饮食，埋线当天不要洗澡，埋线处尽量保持清洁干燥，避免伤口感染。凝血功能差者、羊肠线过敏者，禁用。

【出处】《中国针灸》2007，27（8）：628.

（二）耳针

处方 241

耳部主穴：肝、胆、十二指肠；耳部配穴：胃、神门、三焦、脾。

【操作】将皮内针消毒后装瓶备用，使用时将皮内针刺入选择的耳部穴位，并用 0.5cm² 大小胶布固定，耳部主穴必取。配穴随症加减，每次只取 1 个耳穴，左右交替针刺，1 周针刺 3 次，15 日为 1 个疗程，疗程间隔 5 日。

【适应证】慢性胆囊炎肝郁脾虚证。

【注意事项】严格消毒，防止感染；过度疲劳、饥饿、身体虚弱、精神紧张的患者，治疗前应适当休息，治疗时手法要轻柔，刺激量不宜过大，以免发生晕针现象；耳针治疗中，如发现患者有头晕、恶心、胸闷、面色苍白、四肢发冷等晕针现象，必须及时处理；有习惯性流产的孕妇禁用耳针治疗；妇女怀孕期间也应慎用，尤其不宜用子宫、卵巢、内分泌、肾等穴；夏季耳穴埋针、压丸、贴敷等时间均不宜过长。

【出处】《中西医结合实用临床急救》1998，5（1）：37.

（三）指压

处方 242

取穴：胆俞、肝俞。

【操作】嘱患者身体放松，医者用拇指或示指指腹紧贴在所取穴位上，徐徐向下用力施压，持续 30 秒后放松，交替按压其他穴位，至患者产生温热与酸麻胀感。

【适应证】慢性胆囊炎肝郁脾虚证。

【注意事项】指压时，患者不宜过饱，根据患者体型适当增减推拿力度；有严重心脑血管疾病、肿瘤或感染、腹部疾病较重的患者、女性经期或妊娠期禁用。

【出处】《中医杂志》1994，35（3）：147.

（四）艾灸

处方 243

日月、章门、期门；肝俞、胆俞；胆囊穴、足三里、三阴交、关元、神阙；阿是穴。

【操作】①日月、章门、期门、阿是穴回旋灸：点燃艾条，悬于施灸部位上方约 3cm 高处，左右往返移动或者反复旋转进行灸治，移动范围在 3cm 左右，使皮肤有温热感而不至于灼痛，每穴灸 20 分钟。②肝俞、胆俞隔姜灸：将鲜生姜切成约 0.3cm 的生姜片，用针扎孔数个，置于施灸穴位上，用大、中艾炷点燃后放在姜片中心施灸。若患者有灼痛感可将姜片提起，使之离开皮肤片刻，旋即放下，再行灸治，反复进行，以局部皮肤潮红湿润为度，每次每穴施灸 5 壮。③胆囊穴、足三里、三阴交、关元、神阙温和灸：将艾条的一端点燃，对准应灸的腧穴部位，距离皮肤约 3cm，进行熏烤，使患者局部有温热感而无灼痛为宜，每穴灸 20 分钟，使皮肤红晕潮湿为度。以上 3 组穴位艾灸治疗隔日 1 次，10 次为 1 个疗程，治疗时需时刻观察患者情况，并可采用温灸架灸法治疗。

【适应证】慢性胆囊炎肝郁脾虚证。

【出处】《北京中医药》2014，33（4）：302-303.

（五）针刺

处方 244

双侧足三里、上巨虚、阳陵泉穴及丘墟穴。

【操作】取仰卧位，针灸针具经常规消毒后，直刺，进针深度为 15~30mm，得气后行平补平泻手法，使其局部产生胀、酸、麻感，并扩散至足端、小腿部，留针 30 分钟，每周 2 次。2 周为 1 个疗程。

【适应证】慢性胆囊炎肝郁脾虚证。

【注意事项】针刺处尽量保持清洁干燥，避免伤口感染。凝血功能差者禁用。

【出处】《现代中西医结合杂志》2018，27（4）：403-406.

（六）针刀

🥣 处方 245

至阳穴、筋缩穴、中枢穴、脊中穴、肝俞穴、胆俞穴、脾俞穴、胃俞穴、胆囊穴、天宗穴。

【操作】患者俯卧位：后背全部暴露，医生用拇指均匀地从上而下按压，后背正中线棘突和中线两旁的 3cm 范围内找出敏感压痛点，用紫药水定好点，点即为针刀的治疗点，分别为 T7-8-9-10-11-12 双侧 3cm 处和右冈下肌中点压痛处。针刀在棘突上垂直刺入，刀口线和脊柱纵轴平行纵向切割，横向剥离 1~3 刀，出针，有出血处可用无菌棉球按压止血，棘突旁 3cm（1.5 寸）处针刀纵向刺入约 1cm 深，进针深浅可根据患者的胖瘦而定，遇酸胀感后，调转刀锋 90° 横向切 1~3 刀，切断皮下少许纤维，冈下肌压痛处（即天宗穴）及双下肢的胆囊穴，针刀可纵向刺入纵横剥离即出针，各针眼贴上创可贴。

【适应证】慢性胆囊炎肝郁脾虚证。

【注意事项】针刀处尽量保持清洁干燥，避免伤口感染。治疗期间，忌辛辣鱼等刺激性食物。心情要舒畅，不要劳累，5 天内不洗浴，以防感染。

【出处】《科学之友》2017，（4）：264.

综合评按：胆囊炎中医治疗目标：①控制症状，消除炎症；②缩短病程，减少复发；③降低并发症发生率。外治是以中医的整体观念和辨证论治为原则，将药物通过敷、贴、涂、洗、熏等方法，作用于人体的皮肤、穴位等，使药物从局部皮肤渗透，进而被人体吸收，从而达到防治疾病的目的。中药外敷即是在整体观念及辨证论治指导下，通过外界刺激而调节机体内部病变之法。穴位注射也是直接将药物注入穴位，激发经络、穴位的治疗作用，药物循经，直达病所。中药离子导入及红外线应用现代技术，引药入经。穴位埋线可以延长穴位刺激时间，更适合慢性胆囊炎的治疗。耳疗、针刺能够有效减轻疼痛程度，推拿及穴位埋线也是应用中医经络理论，循经治病，针刀则有利于邪毒外出。"灸"为"灼体疗病"之意，灸法是用艾绒等点燃后在体表穴位上烧灼、温熨，借灸火温和的热力和药物的作用，通过经络的传导起到温经散寒、行气活血、扶正祛邪以治病保健的一种外治方法。采用隔姜灸疗法有艾灸和药物的双重作用，增强温经通络的效果，且火力温和，易于被患者接受。灸胆囊穴、足三里、三阴交、关元、神阙穴有补益脾胃、调和气血、扶正培元、祛邪防病之功效。胆囊炎慢性期或缓解期的患者以低脂肪、低胆固醇饮食为主，适量摄入蛋白质和碳水化合物、丰富维生素，避免进食辛辣刺激性食物。要注意卫生，防止肠道寄生虫和细菌感染。注意起居有常，防止过劳，避免过度紧张，适当运动，忌恼怒忧思，保持心情舒畅。

第十七节　胆管炎

胆管炎是指以胆管为主的胆道炎症，多在胆汁淤积的基础上继发细菌感染。细菌可经淋巴或血液到达胆管，也可从肠道经十二指肠乳头逆行进入胆管。分为急性和慢性两种类型。慢性胆管炎大多为急性胆管炎迁延而成。本病属中医学"胁痛""胆胀""黄疸"等范畴。

1. 临床诊断

（1）本病常表现为中上腹不适、胀痛，或呈绞痛发作，进食油腻食物后可加重上腹疼痛，很少有发热和黄疸，腹部体征不明显，可仅有上腹轻压痛，胆囊不肿大。如发生急性发作，则出现腹痛、寒战高热和黄疸等夏科三联征。除有急性胆管炎的夏科三联征外，还有休克、神经中枢系统受抑制表现，称为雷诺五联征。

（2）本病起病常急骤，突然发生剑突下或右上腹剧烈、持续性疼痛，继而出现寒战和弛张型高热，体温可超过40℃，常伴恶心、呕吐、黄疸，但黄疸的深浅与病情的严重性可不一致。近半数患者出现烦躁不安、意识障碍、昏睡乃至昏迷等中枢神经系统抑制表现，同时常有血压下降现象，提示患者已发生败血症和感染性休克，病情危重。

（3）诊断主要依据病史中有急性胆管炎反复出现，B超检查可发现胆总管有扩张，壁有增厚，有时还能显示胆管内的结石或蛔虫影；静脉胆管造影显示胆管有扩张，常有造影剂排空延迟的现象。内镜逆行胰胆管造影（ERCP）能清楚地显示扩张的胆管和胆管内结石等病变，并能了解肝内外胆管有无狭窄。

2. 中医分型

（1）气滞型　右胁胀痛或剧痛，或两胁隐痛走窜不定，引及胸背，胸闷嗳气，舌苔薄白或微黄，脉弦。

（2）湿热型　右胁或上腹阵发性剧痛或绞痛，痛彻两胁，坐卧不安，寒战高热，或身目发黄，泛恶呕吐，口苦纳差，溲黄便干，舌红，苔黄或厚腻，脉弦滑数。

（3）脓毒型　右胁或上腹部持续剧痛，伴高热寒战、神昏谵语，全身晦黄或有便血，溲赤便结，舌红绛，苔黄燥。

（4）血瘀型　右胁胀痛或刺痛，热痛拒按，固定不移，痛势剧烈或痛彻肩背，口苦呕恶，便结溲赤，或伴高热身黄，或面色黧黑，肌肤甲错，舌暗红或有瘀斑，脉沉弦或弦涩。

（5）寒凝郁滞型　右胁疼痛，得热痛减，身目晦黄如烟熏，腹胀便结，身冷畏寒，舌胖暗淡，苔白厚，脉弦紧或弦迟。

一、药物外治法

（一）中药灌肠

🥄 **处方 246**

柴胡、陈皮各 6g，广木香、川连、龙胆草各 12g，川厚朴、玄明粉（冲）各 9g，红藤、蒲公英各 40g，茵陈、金钱草各 30g，生大黄（后下）45g。

【用法】将上药按常规方法煎煮 2 次，混合后浓缩至 500mL 左右，冲玄明粉，搅拌，灌入 500mL 的输液瓶内盖好瓶盖，连接输液管，输液管下端接导尿管，灌肠前患者必须排空大便，在行点滴灌肠前先用 30~50mL 药液保留灌肠，然后将导尿管插入肛门内，打开阀门，点滴速度控制在每分钟 15~30 滴。

【适应证】胆管炎湿热兼有气滞者。

【出处】《实用中医药杂志》1995，（11）：14–15.

（二）敷药法

处方 247

大黄、黄芩、当归、川芎、芒硝各 15g。

【用法】制成粉剂，药粉加适量温开水拌成糊状，放置脐内，脐面以纱布覆盖，每天 1 剂，3 天一换。

【适应证】胆管炎脓毒型。

【注意事项】如出现皮肤发红，有丘疹、水疱、瘙痒、糜烂时立即停止用药，局部涂用抗过敏药物。

【出处】《中国煤炭工业医学杂志》2015，8（5）：841–843.

处方 248

消炎散：黄芩、黄柏、煅石膏。

【用法】外敷患者中上腹及右季肋部，每天 1~2 剂，至患者腹痛消失为止。

【适应证】胆管炎湿热型。

【注意事项】注意观察皮肤的颜色，防止出现过敏反应。

【出处】《中国中西医结合外科杂志》2001，7（6）：396–397.

（三）穴位注射

处方 249

黄芪注射液 2mL。

【用法】患者取仰卧位或半卧位，取穴双侧足三里，抽取黄芪注射液 2mL 备用，常规消毒后快速进针，经提插捻转得气后，回抽无血再缓慢注入药液，注入完毕后需快速拔针，每侧 1mL，每天 1 次，3 天为 1 个疗程。

【适应证】胆管炎病程日久者。

【注意事项】注射部位出现硬结或感染等立即停止注射。

【出处】《中国煤炭工业医学杂志》2015，8（5）：841–843.

二、非药物外治法

（一）耳穴贴压

🥣 处方 250

耳穴：胃、大肠、小肠、交感、肺、三焦。

【操作】采用王不留行籽刺激耳郭上的穴位或反应点。耳穴贴压留置时间夏季 1~3 天，冬季 3~5 天，留置期间每天按压 3~5 次，每次 1~2 分钟，向疼痛敏感的方向按压。

【适应证】胆管炎寒凝郁滞型。

【出处】《中国煤炭工业医学杂志》2015，8（5））841-843.

（二）针刺

🥣 处方 251

以双侧足三里为主，以三阴交、阳陵泉等穴为辅。

【操作】留针 15~20 分钟，每次行针 5 分钟，每天 1~2 次。

【适应证】胆管炎气滞型。

【注意事项】针刺处尽量保持清洁干燥，避免伤口感染。凝血功能差者禁用。

【出处】《中华中医药学刊》2019，37（1）：230-232.

🥣 处方 252

中脘、足三里、胆俞、胆囊穴、阳陵泉。高热加曲池，黄疸加至阳，呕吐加内关。

【操作】选 2~4 穴深刺、重刺，持续捻针 3~5 分钟，留针 30 分钟，每天 2 次。

【适应证】胆管炎湿热型。

【注意事项】针刺处尽量保持清洁干燥，避免伤口感染。凝血功能差者禁用。

【出处】《中国中西医结合外科杂志》2001，7（6）：396-397.

综合评按：中药灌肠主要是通过肠壁的吸收，利用肠壁半透膜的渗透性迅速吸收药物，起到全身治疗的作用，其在治疗胆管炎方面具有显著疗效，体现中医肝胆病肠治理念。中药外敷的治疗作用：一是贴敷的药物能通过肌肤、孔窍、腧穴等深入腠理，由经络直达全身脏腑组织器官，进而发挥治疗作用，即人与自然内外环境的统一性；二是通过药物刺激腧穴，激发经气，疏通经络，调复阴阳，同时通过敷药、经络腧穴的协同作用，激发人体功能，滋生正气，增强脏腑组织功能，以扶正祛邪，这是药物作用、经络腧穴作用、机体自身整体调理作用的结果。穴位贴敷则是在中药外敷基础上加用经络理念，提高疗效。耳穴压豆及针灸为经典中医疗法，循经治病，更能有的放矢。中医外治治疗胆管炎能够促进患者胃肠功能的恢复，减少并发症的发生。

第十八节　胆结石

胆结石是指胆囊内发生结石，导致感染而出现一系列临床表现和体征的病变，归属于中医学"胁痛""黄疸""腹痛""胆胀"等范畴。主要病因有过食肥甘、饮食不节、饮食失衡、水质异常。

1. 临床诊断

临床表现为反复发作的右上腹或剑突下疼痛，可向右肩背放射，和（或）伴有恶心呕吐、腹胀、食欲不振、嗳气、反酸等消化不良症状；超声、CT 等影像学检查发现胆囊结石和（或）肝内外胆管结石。

2. 中医分型

（1）肝郁气滞证　右胁或剑突下轻度疼痛，或间歇性隐痛，或绞痛，可牵扯至肩背部疼痛不适，遇怒加重，食欲不振，舌淡红，苔薄白，脉弦。

（2）肝胆湿热证　右胁或上腹部疼痛拒按，多向右肩部放射，口苦口黏，脘腹胀满，纳呆，恶心呕吐，舌红，苔黄腻，脉弦滑数。

（3）肝阴不足证　右胁隐痛或略有灼热感，午后低热，或五心烦热，双目干涩，口燥咽干，少寐多梦，舌红或有裂纹或见光剥苔，脉弦细或沉细。

（4）瘀血阻滞证　右胁部刺痛，痛有定处拒按，入夜痛甚，口苦口干，胸闷纳呆，大便干结，面色晦暗，舌质紫暗，或舌边有瘀斑、瘀点，脉弦涩或沉细。

一、药物外治法

中药外敷

🥣 处方 253

利胆膏：大黄、金钱草各 60g，栀子、黄芩、茵陈、郁金各 40g，青皮、枳实、乌梅各 30g，鲜牛胆 1 个，食醋适量。

【用法】将上九味药研成细粉，加入牛胆汁及食醋，调成膏，装瓶备用。以肝胆经穴位为主，取丘墟、阳陵泉、太冲、期门、日月、肝俞、胆俞等穴。分别取利胆膏约 2g 敷于穴位上，压成直径约 2cm 的药饼，外用胶布覆盖固定。每日 1 次，两侧穴位交替使用，14 天为一个疗程。

【适应证】胆结石气滞血瘀证。

【注意事项】治疗期间，间断性增加脂肪餐，如油煎鸡蛋等，以促进胆汁分泌及胆囊收缩，利于排石。

【出处】《国医论坛》1992，（3）：24.

二、非药物外治法

（一）针刺

🥣 处方 254

取穴：双侧胆囊穴、阳陵泉、胆俞、肝俞、期门、日月。肝气郁结者加太冲；肝胆湿热者加曲泉、行间；瘀血内阻者加血海、膈俞；肝阴不足者另加太溪穴、三阴交。

【操作】每次取穴 3~5 个，均用毫针泻法强刺激，每穴持续运针 3~5 分钟，每次行针间隔约 5 分钟，每次留针 30 分钟，每日 1 次。

【适应证】胆结石伴右上腹疼痛、恶心、黄疸升高者。

【注意事项】注意针刺的方法，避免晕针。

【出处】《浙江中医杂志》2020，55（5）：340.

处方 255

阳陵泉、丘墟、太冲、胆囊穴、日月、期门、胆俞。

【操作】让患者坐位，首先选穴定位，局部常规消毒。阳陵泉、丘墟、太冲等 3 穴分别用消毒的 2 寸、1 寸、1.5 寸毫针快速刺入皮下，达到理想深度后采用捻转强刺激手法，待患者得气，自觉胆囊区疼痛减轻舒畅时，每隔 3~5 分钟行针 1 次，每次留针时间为 20~30 分钟，余穴按常规刺法操作。每天 1 次，10 天为一疗程，休息 1 周后进行第 2 疗程。

【适应证】胆结石肝郁气滞证。

【注意事项】针刺处尽量保持清洁干燥，避免伤口感染。凝血功能差者禁用。

【出处】《针灸临床杂志》2006，22（5）：10.

（二）耳穴压豆

处方 256

取穴：第一组取肝、胆、胃、十二指肠、交感加耳穴压痛敏感处。第二组取胰、胆、大肠、小肠、耳迷根加耳穴压痛敏感处，两组穴可交替进行。

【操作】每穴埋一个王不留行籽，用胶布固定，每日按 3~5 次，每次 15~30 分钟，先轻后重，以疼不可忍为度。为避免耳穴压丸出现疲劳现象，宜左右耳交替按压，每侧按压 3~4 天。

【适应证】胆结石伴右上腹疼痛，以刺痛为主者。

【注意事项】注意观察耳郭皮肤颜色，防止过敏及溃烂。

【出处】《中医药学报》1995，（4）：42.

（三）手法点穴

处方 257

右胆俞。

【操作】取穴时要手按寻找"反应点"，以酸胀痛反应强烈的位置为佳。

点穴时间以症状完全缓解为准，或者间歇点穴直至 B 超显示结石退回或部分及全部排出为止。轻者需数分钟，重者需数小时。

【适应证】胆结石伴剧烈右上腹疼痛、发热、恶心呕吐者。

【注意事项】切忌半途而废和急于求成。

【出处】《北京中医药大学学报》1995，18（5）：68.

🥣 处方 258

中脘、日月、足三里、胆囊穴、胆俞、渊腋、章门、大椎、肾俞等。

【操作】先令患者仰卧位，全身放松，两手放于体侧，医者站于患者右侧。双手成虎掌，从患者中脘穴向下至中极穴范围依次反复导引，约 5~10 分钟，至腹中出现胃肠蠕动的肠鸣音为止。再用拇指或中指、示指对准胆区或结石区，作适度点按，以腕为轴，频率在每分钟 240 次以上。中脘、日月、足三里、胆囊穴至背部胆俞等，每穴点按约 2 分钟。再令患者侧卧，右侧在上，右手抱头，暴露右肋区，医者双手成空心掌，右手掌从上脘、脐中，左手掌从渊腋至章门，依次反复拍打。意念将结石震松、震碎，频率每分钟 200 次左右，力度以患者能耐受为度。约 5 分钟后，令俯卧，从背部大椎以下偏右侧，从上至下拍至肾俞，依次反复进行约 5 分钟后，结束治疗。每次治疗时间约 30 分钟左右。每日 1 次，10 次为 1 个疗程。

【适应证】胆结石伴右上腹疼痛，厌食油腻，食欲减退者。

【出处】《中国中医药现代远程教育》1995，8（8）：62.

（四）低频脉冲电治疗

🥣 处方 259

取穴：右耳和左耳的胰、胆、肝穴。

【操作】采用 DJS- Ⅲ A 型排石仪。治疗时将机器阳极、阴极两根输出导线分别夹在双耳的同一穴位，电流强度一般采用耐受量，同时嘱患者手持旋磁头在胆投影区作缓慢圆周运动（该机配有旋磁治疗装置），每次治疗时间 30 分钟，每日 1 次，10 天为 1 个疗程。

【适应证】胆结石伴右上腹饱胀感、疼痛者。

【注意事项】注意电流，防止电伤。

【出处】《福建医药杂志》1997，19（5）：35.

（五）耳针

处方 260

取穴：神门、交感、胆、脾、胃、内分泌、胰、迷路根、皮质下、胆总管、三焦。

【操作】首先在耳郭上找准穴位，用探棒稍按压一下，可留下一个充血压痕标记；局部皮肤常规消毒，左手固定耳郭，绷紧埋针处皮肤，右手用镊子夹住皮内针的针柄，轻轻刺入所选择好的穴位，皮内针刺入针体的 2/3，然后用胶布固定。

【适应证】胆结石。

【注意事项】一般按体质强弱，病情轻重，给予不同刺激，但都以强刺激手法为主。

【出处】《辽宁中医杂志》1985，38（7）：38.

综合评按：胆结石无论是急性发作期或慢性期都可以配合中医外治。中医外治以中医的整体观念和辨证论治为基础，体现了"外治之法即内治之理"。外敷药物可作用于局部，直达病所，辨证施治。针灸、耳穴能有效减轻疼痛程度。手法点穴、耳针所选穴位遵循循经取穴，能够达到较好的排石疗效。低频脉冲电作用于敏感耳穴，通过经络传导，促进胆汁疏泄，增强胆囊蠕动，疏肝利胆，理气止痛。中医治疗胆结石既有控制症状的方法又有溶石、排石的策略。对于西医治疗束手无策或治疗后残留的问题，中医治疗是一种经临床验证有很大发挥范围的方法。针对胆结石的病因，日常生活注意饮食习惯，忌食肥甘厚味，多食白萝卜、玉米须等食物。

第十九节　肝内胆管结石

肝内胆管结石属中医学"胁痛""黄疸"范畴。肝主疏泄，性喜条达，所以情志失调或暴怒伤肝，使肝失条达，疏泄不利，或气郁致血流不畅，气滞血瘀，或脾失健运，痰湿中阻，或肝肾阴虚，均可导致肝内胆管结石的发生。其病位在肝，与脾、胃、肾有关，病证以气滞、血瘀、湿热为主。

1. 临床诊断

本病以胁肋部疼痛为主要特征。其痛或发于一侧，或同时发于两胁。疼痛性质可表现为胀痛、窜痛、刺痛、隐痛，多为拒按，间有喜按者。常反复发作，一般初起疼痛较重，久之则胁肋部隐痛时发。肝内胆管结石的确诊主要依靠影像学检查。

2. 中医分型

（1）胆腑郁热证　右胁阵发性灼痛或绞痛，可引至肩背部，伴口苦咽干、烦躁寐差、恶心欲吐、身目黄染、持续低热，舌质红，苔黄或黄厚腻，脉滑数。如热毒炽盛，胁痛剧烈而拒按，持续高热，身目发黄，黄色鲜明，小便短赤，大便干结，烦躁不安，甚则神昏、谵语，舌质红或红绛，苔黄，脉弦数。

（2）肝郁气滞证　胁肋胀痛，疼痛呈走窜性，甚则痛连肩背，与情志变化密切相关，心烦易怒，喜太息，胸闷，脘腹胀满，嗳气，舌质淡红，苔薄白，脉弦。兼脾虚者胃脘胀闷，食欲不振，大便溏薄，倦怠乏力，舌质淡或胖，苔薄白，脉弦或弦细。

（3）瘀血阻络证　胁肋刺痛，痛处固定而拒按，持续不已，入夜尤甚，或面色晦暗，舌质暗红或紫暗，苔薄白或薄黄，脉沉弦或涩。

（4）肝胆湿热证　胁肋胀痛，触痛明显，或引及肩背，伴脘腹胀闷、纳呆，恶心呕吐，厌食油腻，口干口苦，身体困重，或身热恶寒，身目黄染，小便短黄，大便不爽或秘结，舌质红，苔黄腻，脉弦滑。

（5）肝阴不足证　胁肋隐痛，绵绵不已，遇劳加重，口干咽燥，眼干眼涩，心烦易怒，头晕目眩，失眠多梦，舌质红，少苔，脉弦细。

一、药物外治法

（一）中药外敷

🥄 处方 261

大黄 2 份，芒硝 1.5 份，虎杖、郁金、川芎、枳壳各 1 份。

【用法】共粉碎，过 40 目筛，用白布制成 8.5cm×8.5cm 药袋，每袋装药 60g。用醋浸透后置有盖容器中隔水蒸煮 15 分钟，取出后稍凉，选中脘、日月（右）、神阙 3 个穴位，每 24 小时轮流外敷，用敷巾固定。每次敷药需对药包浸醋蒸煮。6 天为一疗程，每疗程之间间隔 2 天。

【适应证】肝内胆管结石伴右胁疼痛、腹胀嗳气、口苦咽干者。

【注意事项】注意药袋的温度，防止烫伤。

【出处】《天津中医》2001，18（6）：5.

处方 262

金钱草 500g，生大黄、玄明粉各 600g，槟榔、炮穿山甲（用其他药代替）、威灵仙各 250g，郁金、白芷、木香、虎杖各 300g，枳壳、陈皮各 200g，薄荷冰 50g，麝香少许。

【用法】将上药机器粉碎后拌和调匀，过 100 目筛，装罐备用。用时取该散 20g 左右，用蜂蜜适量调成膏状摊在塑料薄膜上，将肝胆投影区用水洗净擦干，再把备好的消石散膏贴于右日月穴（乳头直下，在第七肋间隙取之），用布带固定，7~14 天换药 1 次，2 周为一疗程。

【适应证】肝内胆管结石伴右上腹部胀痛者。

【注意事项】注意观察皮肤的颜色，防止过敏。

【出处】《中医外治杂志》1995，（6）：23.

处方 263

消炎化瘀膏：黄柏、桃仁、延胡索、冰片。

【用法】药末用凡士林调成膏剂，直径 3~7cm，以纱布覆盖，外敷于肝区，每日 1 次，每个疗程 7 日。

【适应证】肝内胆管结石瘀血阻络证。

【注意事项】注意观察皮肤，防止过敏。

【出处】《中国针灸》2000，20（9）：533-534.

处方 264

"消石灵" 1 号由川芎、白胡椒、沉香、羌活等组成；"消石灵" 2 号由木贼、百合、吴茱萸、贯众、肉桂、砂仁、蔻仁、牛黄、冰片等组成。

【用法】用芳香辛窜、消炎止痛的消石灵 1 号 2~3g 贴敷肝俞。3 天 1 换，1 周为一疗程。用柔肝通络、化石止痛的消石灵 2 号 1 个绑敷肝区痛处，持续用 1 周为一疗程（可连用 3~4 个疗程）。

【适应证】肝内胆管结石伴有疼痛者。

【出处】《中国中医急症》1995，4（5）：207.

（二）穴位贴敷

处方 265

土鳖虫、鸡内金、威灵仙、炮穿山甲（用其他药代替）、海金沙、黄芩各 20g，麝香 1g。

【用法】将上药分别研成末，混合均匀后装袋密封备用。每次取药粉 4g，加精食盐 0.5g 混匀，用醋或高度白酒适量做成药丸，放入神阙穴，用敷料覆盖加胶布或绷带固定即可。每日换药 1 次，4 周为 1 个疗程。

【适应证】肝内胆管结石伴右胁疼痛，证属胆腑郁热者。

【注意事项】每晚睡前用热水袋热敷 30~40 分钟以提高疗效。

【出处】《上海中医药杂志》2006，40（5）：22.

二、非药物外治法

（一）穴位埋线

处方 266

取穴：日月、期门、肝俞、胆俞、太冲、阳陵泉。

【操作】标记预计埋线穴位，常规消毒，持针刺入皮下至所需深度，出现针感后，边推针芯边退针管，使羊肠线埋植在穴位皮下或肌层内，外敷无菌敷料，胶布固定 24 小时。每 10 天埋线 1 次，1 个月为一疗程。

【适应证】肝内胆管结石伴右胁疼痛者。

【注意事项】埋线当天不要洗澡，埋线处尽量保持清洁干燥，避免伤口感染。凝血功能差者、羊肠线过敏者禁用。

【出处】《四川中医》2017，35（5）：102.

（二）耳穴压豆

处方 267

耳穴：主穴取肝、胆、脾、十二指肠、胃、三焦穴，配以神门、交感、皮质下、大肠、内分泌。

【操作】主穴每次必用，配穴适当选用。每穴埋王不留行籽 1 粒，用胶布固定，每次压一侧耳，两耳交替贴。每月按压 3~4 次，依次按压 5~10 分钟，刺激穴位，以不压伤皮肤为度。隔 3 日贴穴 1 次，1 个月为一疗程。

【适应证】肝内胆管结石伴胃脘部胀满不适、恶心呕吐者。

【注意事项】贴压耳穴应注意防水，以免脱落；夏天易出汗，贴压耳穴不宜过多，时间不宜过长，以防胶布潮湿或皮肤感染。

【出处】《四川中医》1995，（5）：30.

处方 268

耳穴：神门、皮质下、肝、胰胆。

【操作】患者取侧卧位，用 75% 酒精消毒患者耳郭表面，待干后用耳穴探棒寻找所选取穴的压痛敏感点，找出阳性反应点，左手手指托持耳郭，右手用镊子夹取王不留行籽贴片，对准穴位紧贴压其上，用示指、拇指于耳前后捻压，以加强刺激，手法由轻到重，力度以患者能忍受为度。一般每 30 分钟按压一次，每次每穴按压 3~5 分钟，以出现酸胀痛感为度，为了尽快达到止痛效果，嘱患者或陪护者每间隔 10 分钟重复按压。一般 20 分钟内见效。

【适应证】肝内胆管结石伴有疼痛者。

【注意事项】贴压耳穴应注意防水，以免脱落；夏天易出汗，贴压耳穴不宜过多，时间不宜过长，以防胶布潮湿或皮肤感染；耳郭皮肤有炎症或冻伤者不宜采用；对过度饥饿、疲劳、精神高度紧张、年老体弱、孕妇按压宜轻，急性疼痛性病症宜重手法强刺激；习惯性流产者慎用。

【出处】《中国卫生标准管理》2018，9（1）：106。

（三）针刺

处方 269

针刺取穴：阳陵泉、丘墟、太冲、胆囊穴、日月、期门、胆俞。

随证加减：肝胆湿热加合谷；肝郁气滞加气海、三阴交；脾虚胆瘀加公孙。

【操作】让患者取坐位，首先选穴定位，局部常规消毒。阳陵泉、丘墟、太冲分别用消毒的 2 寸、1 寸、1.5 寸毫针快速刺入皮下，达到理想深度后采用捻转强刺激手法，每隔 3~5 分钟行针 1 次，每次留针时间为 20~30 分钟，余穴按常规刺法操作。每天 1 次，10 天为一疗程，休息 1 周后进行第 2 疗程。

【适应证】肝内胆管结石证属肝胆湿热或肝郁气滞者。

【注意事项】针刺处尽量保持清洁干燥，避免伤口感染。凝血功能差者禁用。

【出处】《针灸临床杂志》2005，21（3）：10.

（四）艾灸

处方 270

取穴：神阙。

【操作】用艾条悬灸神阙穴 3 分钟，以皮肤温热发红为度。每天 1 次，5 次为 1 个疗程，休息 2 天后再行第 2 疗程。治疗 5~6 个疗程。

【适应证】肝内胆管泥沙样结石。

【注意事项】治疗期间，停服一切排石药物。

【出处】《中国现代医生》2008，46（15）：181.

（五）眼针

处方 271

取穴：肝郁气滞型选取双侧的中焦区、肝区、胆区；肝胆湿热型取双侧的中焦区、心区和肝区。

【操作】选择 0.25mm × 25mm 针，中焦区用眶内直刺法，针尖从穴区的中心紧贴眼眶内缘垂直刺入，进针 10mm 左右，不能再向内，以防刺伤眼球。肝区、胆区、心区用眶外横刺法，选好穴区，在距眼眶内缘 2mm 的眼眶上，从穴区的一侧刺入，斜向另一侧，刺入真皮，到达皮下，保持针体在穴区内。进针要快，不捻针，不提插，得气时有触电样感，或酸麻、胀或发热、发凉等感觉。疼痛发作时，即刻进行针刺，留针 10 分钟。

【适应证】肝内胆管结石肝郁气滞证、肝胆湿热证。

【注意事项】针刺处尽量保持清洁干燥，避免伤口感染。凝血功能差者禁用。

【出处】《中医临床研究》2013，5（19）：336-338.

（六）电针

处方 272

日月、期门 2 个穴位与支沟、阳陵泉 4 个穴位配对。

【操作】日月、期门平刺，应根据患者胖瘦、胸壁厚薄操作，勿针刺过深伤及内脏，应沿着肋上缘方向进针，避免靠近肋下缘，以免刺及骨膜及肋间神经而引起局部疼痛；支沟、阳陵泉穴直刺，根据胖瘦进行捻转提插，达到针感。分别接上电针仪电极，进行电量调试。连续电针 60 分钟。采用 6805 — A Ⅱ脉冲式电针仪，电压恒定，频率 3Hz，连续波，输出调节指针为 2，每 15 分钟加输出量 0.5。

【适应证】肝内胆管结石无症状者。

【出处】《针灸临床杂志》2014，30（12）：11.

（七）耳针

处方 273

耳穴：肝、胆、脾、肾、十二指肠、大肠、三焦、内分泌、皮质下、耳迷根、肝阳。

【操作】常规消毒所选用耳穴，将皮内针埋入上述各穴，然后用医用胶布贴封整个耳郭，留针 48 小时，左右耳交替，15 天为 1 个疗程。

【适应证】肝内胆管结石。

【注意事项】嘱患者注意保护所施治耳郭的清洁，以防感染。合并感染者行抗感染处理。

（八）磁疗

处方 274

耳穴：肝、胆。

【操作】磁疗采用 WH-DL5 型治疗仪，同时配套使用磁珠进行耳穴按压，每日 3 次，每次约 3~5 分钟，局部旋磁每次可进行 30 分钟，磁珠隔日换 1 次，两耳交替进行，10 次为 1 个疗程。休息 5 天重复下一疗程。

【适应证】肝内胆管结石伴有黄疸，证属肝胆湿热者。

【注意事项】嘱患者食猪蹄或油煎鸡蛋，以促进胆汁增流。

【出处】《湖南中医杂志》1994，10（5）：19.

（九）综合疗法

处方 275

指压法：取穴胆俞、肝俞。

按摩法：取穴膈俞、肝俞、胆俞、督俞、巨阙、胆囊、建里。

【操作】指压法：嘱患者身体放松，医者用拇指或示指指腹紧贴在所取穴位上，徐徐向下用力施压，持续 30 秒后放松，交替按压其他穴位，至患者产生温热与酸麻胀感。

按摩法：术者以拇指指腹，大、小鱼际，或掌根部在取穴处按揉，以腕关节转动回旋来带动前臂进行操作，每分钟 80~100 次，每次 15~20 分钟，每日 2 次，5 天 1 个疗程。

【适应证】肝内胆管结石伴有疼痛、恶心者。

【注意事项】腹部不易过饱，腹部疾病较重的患者禁用，根据患者体型适当增减按摩力度。

【出处】《中医杂志》1999，35（9）：147.

综合评按：肝内胆管结石属于胆管结石的一种，目前西医对于肝内胆管结石的主要治疗方法仍是手术治疗，由于肝内胆管结石难以取尽，术后结石容易复发，而中医外治法治疗肝内胆管结石有明显疗效。中药外敷排石通过皮肤吸收和药物渗透作用于患病脏器，使其脏器血流量增加，代谢加快，从而起到消炎利胆、通利攻下的作用。采用耳穴压豆或耳穴埋针治疗肝内胆管结石时，通过刺激其相对应的肝、胆、胰胆、十二指肠、大肠等穴，可促进肝内胆管道平滑肌松弛，使肝内胆管扩张，改善肝内胆管有关部位的梗阻和痉挛，既可迅速缓解疼痛，又能使结石得以排泄。在临床上可选择不同中医外治法进行施治，但若患者出现高热、黄疸、疼痛剧烈等情况，应及时送到医院急诊处理，以免延误病情。

第二十节 肝外胆管结石

肝外胆管结石可分为原发性结石和继发性结石两种。原发性结石占大多数，指原发于胆管系统内的结石，多数为胆色素结石或混合性结石；继发性结石指胆囊内结石排至胆管内，多数为胆固醇结石。主要病因有过食肥甘、饮食不节、饮食失衡、水质异常。本病归属于中医学"胁痛""黄疸""腹痛""胆胀"等范畴。肝外胆管结石的典型症状表现为腹痛、寒战高热和黄疸，称夏科三联征。

1. 临床诊断

（1）发病年龄普遍为 30~50 岁，但目前 20 多岁患者发病率明显增加。

（2）上腹部疼痛可能为典型胆绞痛或持续性胀痛，有的患者疼痛不明显，而仅有寒战发热，周期发作。

（3）可有长期的胆道病史，或伴寒战发热、黄疸的急性胆管炎史。

（4）患侧肝区及下胸部经常疼痛不适，常放射至背、肩部。

（5）一侧肝管梗阻时，可无黄疸或黄疸甚轻。

（6）合并有重症胆管炎时，全身情况比较严重，且急性发作后恢复较慢。

（7）检查时，肝区压痛和叩击痛明显，肝脏呈不对称性肿大并有压痛。

（8）全身状况受影响明显，90% 患者有低蛋白血症，1/3 患者有明显贫血。

2. 中医分型

（1）肝郁气滞证 右胁或剑突下轻度疼痛，或间歇性隐痛，或绞痛，可牵扯至肩背部疼痛不适，遇怒加重，食欲不振，舌淡红，苔薄白，脉弦。

（2）肝胆湿热证 右胁或上腹部疼痛拒按，多向右肩部放射，口苦口黏，脘腹胀满，纳呆，恶心呕吐，舌红，苔黄腻，脉弦滑数。

（3）肝阴不足证 右胁隐痛或略有灼热感，午后低热，或五心烦热，双目干涩，口燥咽干，少寐多梦，舌红或有裂纹或见光剥苔，脉弦细或沉细。

（4）瘀血阻滞证 右胁部刺痛，痛有定处拒按，入夜痛甚，口苦口干，胸闷纳呆，大便干结，面色晦暗，舌质紫暗，或舌边有瘀斑、瘀点，脉弦涩或沉细。

一、药物外治法

敷药法

处方 276

威灵仙 20g，鸡内金 20g，炮穿山甲 20g（用其他药代替），海金沙 20g，麝香 1g。

【用法】将上药分别研成末，混合均匀后装袋密封备用。每次取药粉 4g，加精食盐 0.5g 混匀，用醋或高度白酒适量做成药丸。放入肚脐，用敷料覆盖加胶布或绷带固定即可。每日换药 1 次。

【适应证】肝外胆管结石瘀血阻滞证。

【注意事项】如出现皮肤发红，起丘疹、水疱、瘙痒、糜烂时立即停止用药，局部涂用抗过敏药物。

【出处】《辽宁中医药大学学报》2010，12（5）：181-182.

二、非药物外治法

（一）针刺

处方 277

取穴：主穴取右侧胆俞穴、日月穴，配穴取右侧阳陵泉、丘墟、太冲。

【操作】令患者俯卧，皮肤及针具常规消毒后，医生先刺胆俞穴 1~1.5 寸深，用提插泻法，行针 1 分钟，使针感向少腹部或肝胆区感传后起针。再令患者仰卧，直刺日月穴 1.5 寸深，用提插泻法，行针 1 分钟，使针感向剑突下感传或局部酸胀。阳陵泉直刺 1.5~2 寸深，得气后用提插泻法，行针 1 分钟，使针感沿胆经向腹部或肝胆区方向传导。丘墟穴、太冲穴分别刺入 1 寸深，用提插泻法，行针 1 分钟。上述穴位每日针刺 1 次，每 15 分钟行针 1 次，留针 45 分钟。治疗 10 次为 1 个疗程。

【适应证】肝外胆管结石伴右上腹疼痛者。

【注意事项】注意准确取穴，勿伤肝脏。

【出处】《山西中医》1994，10（3）：37.

处方 278

取穴：期门、日月、阳陵泉。

【操作】针期门、日月、阳陵泉用泻法，以清胆利胆。恶心呕吐配内关，用泻法以降逆止呕；发热配曲池、丘墟，用泻法以清热利胆；疼痛连及背部，配膈俞、肝俞、胆俞，用泻法以疏肝理气；腹痛、便秘配中脘、天枢、足三里，用泻法以通调胃肠。每次留针 30~40 分钟，每天 1 次，10 次为一疗程。

【适应证】肝外胆管结石伴黄疸、恶心呕吐者。

【注意事项】针刺时，注意周围环境的温度，避免过高或过低，同时嘱患者放松，以免出现晕针。

【出处】《针灸临床杂志》2001，17（10）：18.

（二）耳穴压豆

处方 279

耳穴：取肝、胆、胰、胃、大肠、小肠、三焦为基本穴位。疼痛甚者加神明、交感、腹外穴；纳呆、食少加腹、脾、口、食道穴。

【操作】王不留行籽 1 粒，放置在 0.5cm×0.5cm 大小的胶布中央，然后贴在选定的穴位上。于进餐后按压约 2 分钟，嘱患者在按压时集中精神，排除杂念，唯守结石排出的意念。隔 2 天换籽 1 次。

【适应证】肝外胆管结石右上腹疼痛胀满恶心者。

【出处】《成都中医药大学学报》2001，21（3）：33.

（三）手法点穴

处方 280

期门、章门、日月、胆囊、胆俞、阳陵泉。

【操作】患者左侧卧位，医者站立患者腹侧，用中指、拇指指腹分别中度点揉患者相应穴位，每穴 2 分钟。实证者以快速旋揉，即泻法 70 次 / 分，若胁痛重者以点为主，旋揉稍慢，频率减慢，以 40 次 / 分为宜，每周 2~3 次。共治疗 3 个月。

【适应证】肝外胆管结石肝郁气滞证。

【出处】《按摩与导引》1999，15（5）：9.

（四）低频电刺激

处方 281

双耳胰胆区。

【操作】采用 DJS-1 型低频电疗仪，电极夹在双耳胰胆区，电流强度以患者能耐受为度，每次 30 分钟，每日 1 次，10 次为 1 个疗程。

【适应证】肝外胆管结石。

【注意事项】治疗期间配用猪蹄食疗。嘱患者于治疗 5 天后每日淘洗大便，观察排石情况。

【出处】《中华理疗杂志》1996，19（2）：101.

（五）推按运经仪

处方 282

肝俞、胆俞、脾俞、肩井、日月、期门、章门、胆囊底、足三里、阳陵泉、胆囊穴。

【操作】采用 HD-89-VA 型推按运经仪治疗。患者坐位或半坐位，每次选 4~6 个穴位，酌情配合极板疗法、程序疗法、手柄推按疗法交替应用。输出强度以患者能耐受为度。每天 1 次，每次 40 分钟，10 次为 1 个疗程。

【适应证】肝外胆管结石。

【注意事项】运用本疗法应严格掌握适应证，明确胆系解剖形态、功能、结石大小、数量、部位等。胆无功能或有畸形、瘢痕狭窄及休克倾向者均不宜用本疗法。

【出处】《实用医技杂志》2005，12（6）：1627.

综合评按：肝外胆管结石西医常用手术治疗，但手术创伤大，风险大，且术后易遗留胆管梗阻、胆汁反流等问题。中医治疗胆石症既有控制症状的方法，又有溶石、排石的策略。对于西医治疗束手无策或治疗后残留的问题，中医外治法有明显优势。中药外敷将药物放入肚脐，所选海金沙、鸡内金等药为溶石、排石要药，经神阙穴吸收更充分，能更大效力发挥药物的刺激与调节作用，使药物局部作用更显著。针灸所选穴位针对证型不同，起到相应的调节经气的作用，也能够有效缓解疼痛等症状。耳穴压豆、手法点穴、耳针、电针等选择肝胆经穴位，通过刺激耳壳迷走神经分支直接影响到神经内分泌调节，激发胆囊收缩，促进胆汁排空、胆总管扩张、奥狄括约肌松弛，起到排石作用。而推按运经仪是根据中医脏腑经络系统，结合中医独特的针灸、按摩手法，利用现代电子技术，将其产生的程控式脉冲波信号刺激人体相应的穴位，使腧穴电特性和人体生物电相吻合，产生按摩肝胆、排除瘀血、促使胆囊收缩的效应，达到恢复肝胆功能、利胆排石的治疗目的。在运用中医外治法治疗肝外胆管结石时，应根据患者的情况，灵活选用 1 种或多种外治方法，以达到较好疗效。

第二十一节　胆管细胞癌

胆管细胞癌是指原发于左右肝胆管至胆总管下端的肝外胆管癌，不包括肝内的胆管细胞癌、胆囊癌和壶腹癌。病因多与硬化性胆管炎、胆系结石、胆道寄生虫感染、胆道细菌感染等有关。根据其主要表现可归属于中医学"黄疸"范畴。

1. 临床诊断

进展期出现梗阻性黄疸、上腹胀痛不适，消化不良、胆管炎等症状；实验室肝功能异常，肿瘤标志物 CA199、CEA、CA125 可提高其鉴别诊断率；病理学诊断是本病诊断的金标准。

2. 中医分型

（1）湿热蕴蒸证　右上腹胀痛或隐痛，可向腰背部放射，甚或右上腹可扪及包块，身目黄色鲜明，口渴或不渴，心中懊憹，纳减恶心，小溲短赤，大便秘结，舌苔黄腻，脉弦数。

（2）热毒炽盛证　发病急骤，身如金黄，高热烦渴，腹胀满疼痛，神昏谵语，或衄血、便血，右上腹积块痛不可触，口苦口干，大便燥结，舌质红绛，苔黄而燥，脉弦数或细数。

（3）寒湿郁滞证　右胁腹隐痛或胀痛，右上腹包块明显，黄疸晦暗，纳少脘闷，或见大便不实，神疲畏寒，舌质淡苔腻，脉濡缓。

（4）脾阳虚衰证　形体消瘦，右胁腹隐痛，可扪及包块，身目俱黄，黄色晦暗，肌肤不泽，神疲畏寒，肢软乏力，纳差少眠，大便溏薄，舌质淡苔腻，脉细或濡。

一、药物外治法

（一）中药外敷

处方 283

消积膏（败酱草、莪术、全蝎、半枝莲、土鳖虫、大黄、黄药子、山慈菇、乳香、没药、鳖甲、蚤休各 30g，马钱子 10g，冰片、血竭各 6g，蜈蚣 6 条，麝香 0.5g，蟾蜍 0.3g）。

【用法】将上药用松节油调成糊状，待用时将麝香、冰片、蟾蜍、血竭加入拌匀，均摊在无毒塑料薄膜或双层纱布上，厚约 1cm 左右。贴敷时一般以剧痛点为中心，用药面积大于疼痛部位周边 2~3cm，2 日换药 1 次，3 次为 1 个疗程。

【适应证】胆管细胞癌湿热蕴蒸证。

【注意事项】若皮肤出现疼痛、发红、瘙痒应停止用药。

【出处】《中医外治杂志》1996，5（5）：26.

处方 284

蜈蚣、壁虎、冰片、水蛭、全蝎、土鳖虫、生草乌、马钱子、黄药子、五倍子。

【用法】上药混匀研极细，密封贮存。选择患者疼痛剧烈的对应体表部位及相应腧穴敷药。先以温水清洁局部皮肤，取药末 510g，以陈醋调成糊状，敷药厚度 0.1~0.2cm，药膏上顺序敷盖一层纱布，一层塑料薄膜，并用胶布封闭固定。24 小时换药 1 次。

【适应证】胆管细胞癌热毒炽盛证伴身目黄染、肝区疼痛者。

【注意事项】如出现皮肤发红，起丘疹、水疱、瘙痒、糜烂时立即停止用药，局部涂用抗过敏药物。

【出处】《辽宁中医杂志》1996，23（3）：137.

处方 285

蟾乌散（蟾酥 50g，生川乌头 50g，延胡索 20g，丁香 20g，乳香 20g，没药 20g，细辛 20g，生半夏 20g）。

【用法】共研细末，过 200 目筛，加冰片 20g、2% 氮酮 40mL、陈醋适量、鸡蛋清 5 枚，调匀使之成稠粥状即可。先用温水擦净疼痛部位，取配制好的蟾乌散约 100g，敷于疼痛部位，厚约 0.3cm，超出疼痛范围 1cm，外用纱布及胶布固定。

【适应证】胆管细胞癌寒湿郁滞证，右上腹胀痛或隐痛，口渴或不渴。

【出处】《河北中医》2008，30（11）：1154-1155.

处方 286

化瘀止痛膏外敷（乳香 120g，没药 120g，红花 120g，儿茶 120g，血竭 20g，延胡索 90g，生大黄 120g，冰片 10g，丹参 90g，蟾酥 5g，凡士林 300g，食用香油 450g）。

【用法】取乳香、没药、儿茶、血竭、延胡索、生大黄、冰片、蟾酥粉碎成细粉，过筛拌匀。红花、丹参，与食用香油 450g 同置锅内炸枯，去渣，滤过。另加凡士林熔化，冷却至 50℃，加入上述细粉，搅匀，即得。使用时涂于肿瘤在体表的投射区，涂药面积略大于瘤体面积，药厚约 2mm。外盖以油布，用一卵圆形布带，两端加长将药膏固定于身体，1 天更换 1 次，贴 6 天，停 1 天，1 个月为一疗程。

【适应证】胆管细胞癌瘀血阻络证，右上腹包块刺痛，黄疸明显。

【出处】《中医药临床杂志》2014，2（8）：779-780.

（二）中药灌肠

处方 287

生大黄 30g，黄芩 12g，白及 15g，紫草 6g，儿茶 6g，茯苓 30g，薏苡仁 24g，赤芍 24g。

【操作】浓煎至 100mL，复煎一次，共 200mL，以 250mL 保温瓶盛装。药液温度为 37.5~38.5℃，灌肠前向患者做好解释工作，嘱患者排尽大小便，倒出灌肠液，量好药液温度，灌肠时取左侧卧位，两膝屈曲臀部置床边，臀下放中单及治疗巾，臀部抬高 20cm，用石蜡油润滑吸痰管，用 50mL 注射器吸上 50mL 灌肠液接上吸痰管后排完气，嘱患者放松，将吸痰管轻轻插入深度 35cm 达降结肠，将药液缓慢推入，推完 30mL 药液后，把吸痰管后退 5cm，继续推完 20mL，把注射器和吸痰管分离，左手反折住吸痰管头部，将注射器与吸痰管分离，用注射器吸上 50mL 灌肠液接上吸痰管，然后再把吸痰管后退 5cm，再注药 30mL，最后把吸痰管后退 5cm，在深度约 20cm 处注完 20mL 药液，共分成 4 次注药，灌肠的深度可根据患者的身高做适当调整。灌肠结束后宜平卧，臀下垫 10cm 高枕头使药液易于保留，最好灌肠液保留 2 小时以上。每日灌肠 2 次，于 10 点、22 点各 1 次。

【适应证】胆管细胞癌湿热蕴蒸证伴有大便不通者。

【注意事项】灌肠前，应嘱患者先排便，肛管粗细合适，药量适宜；年老体弱，严重痔疮患者不宜用；肛周手术者或大便失禁者慎用；不能耐受者或大便泄泻严重停用。

【出处】《中国热带医学》2014，14（8）：1023-1024.

（三）中药熏蒸

处方 288

加味麻黄连翘赤小豆汤（金钱草 30g、虎杖 30g、赤小豆 30g、连翘 30g、蛇床子 20g、熟地黄 15g、白芍 15g、当归 15g、川芎 15g、白鲜皮 20g、地肤子 20g、白蒺藜 20g）。

【用法】熏蒸时先将电动热熏机预热，然后将以上药物煎煮成 500mL 药液后置入雾化器中关闭盖子。舱内温度达 38℃时扶患者进入舱体，将头部暴露在舱体外，关好舱门，进行熏蒸治疗。根据患者的耐受能力调节舱内温度，一般为 38~42℃，时间为 20 分钟，每日熏蒸 1 次，7 次为 1 个疗程。

【适应证】胆管细胞癌伴有身、目、小便黄染，皮肤瘙痒者。

【注意事项】中药熏蒸过程中应注意有无恶心、呕吐、胸闷、气促、心率加快等不适，严防出汗虚脱或头晕，若有不适，立即停止熏蒸；中药熏蒸温度以 38~42℃为宜；中药熏蒸时间每次不宜超过半小时；中药熏蒸治疗过程中应适当饮水；老人和儿童应有专人陪护；冬季熏蒸后走出室外应注意保暖。

【出处】《河南中医》2013，33（6）：1007-1008.

（四）药浴法

处方 289

谷精草、茵陈、石决明、野菊花各 108g，桑枝、桑叶、宣木瓜、青皮各 135g，香精适量。

【用法】上药用乙醇提纯成流浸膏加入香精成 500mL/ 瓶药浴液，呈淡黄色。水温在 40~50℃之间，患者在浴水中浸洗 20 分钟，头面部用浴水轻轻洗擦，洗毕即卧床休息 1 小时。

【适应证】胆管细胞癌伴有身、目、小便黄染者。

【注意事项】伴有中度以上高血压、低血压病史，心脏功能不良者慎用；有严重哮喘病者应避免使用，或遵医嘱；皮肤有较大面积创口时应慎用；女士月经期间避免使用；具有严重过敏史的患者慎用。

【出处】《中医外治杂志》1995，（3）：31.

（五）涂搽法

处方 290

曼陀罗花 15g，薄荷 12g，冰片 15g，细辛、红花各 12g，乳香、没药各 9g，当归 10g。

【用法】将药物粉碎为粉末，加入适量 75% 乙醇搅拌湿润，密闭置阴凉处 1 周。放入渗漉筒内渗漉，过滤而成。搽药剂量为 0.5mL/cm²，搽于疼痛部位，每日 1 次。

【适应证】胆管细胞癌热毒炽盛证伴肝区疼痛者。

【注意事项】在配制洗剂时，应尽量将药物研细，以免刺激皮肤；因酊剂有刺激性，凡疮疡破溃后，或皮肤病有糜烂者，或皮肤薄嫩处，或皮肤黏膜交界处，均应禁用。随时注意药物的过敏反应，一旦出现过敏现象，应立即停用，并及时处理。

【出处】《世界中医药》2009，4（2）：94.

（六）薄贴法

处方 291

金仙膏加白术 5g、黄芩 10g、茵陈 15g。

【用法】将上药共研细末，装塑料袋备用，每次用上药 1/3 药面，分别摊在 6 块直径约 5cm 的油纸或塑料布上，贴敷在心口、脐上、天突等穴位处，用胶布固定，一般贴 24 小时，隔日 1 次，10 次为一疗程，休息 3~5 日，病未愈，继续下一疗程。

【适应证】胆管细胞癌湿热蕴蒸证。

【注意事项】贴药后个别患者有局部起小水疱，一般不做处理，保持干燥可自然吸收，贴药时禁食生冷、肥甘厚味及辛辣刺激之品。

【出处】《理瀹骈文》。

处方 292

炒穿山甲末 100g（用其他药代替），乳香、没药醇浸液各 70mL。

【用法】将穿山甲末（用其他药代替）喷入乳香、没药醇浸液内，烘干，研细，再加入鸡矢藤挥发油 0.5mL，冰片少许。每次用 0.2g，食醋调成膏，纱布裹之，敷脐上，5~7 天换药 1 次。

【适应证】胆管细胞癌热毒炽盛证。

【注意事项】对治疗药物过敏或者穴位贴敷区有皮肤病者禁用，部分患者可能出现局部瘙痒、红疹，可给予抗过敏药膏外用。

【出处】张建德.《中医外治法集要》陕西科学技术出版社.

（七）脐火疗法

处方 293

茵陈、附子、茯苓、姜黄等加工成细粉，以姜汁调和，厚约 1cm，直径约 7cm。

【操作】铺洞巾，再将药饼置于神阙穴上，放上带孔的圆木板，再把蜡筒（采用蜡液浸泡过的桑皮纸制作而成的高约 7cm，直径约 3cm 筒状物）通过圆木板的孔固定于神阙穴上的药饼中，于上端点燃，自然燃尽，每次 6~8 壮，每日 1 次。2 周一个疗程，共 4 个疗程。

【适应证】胆管细胞癌寒湿郁滞证，身目黄染，颜色晦暗。

【出处】《光明中医》2018，33（9）1299–1301.

二、非药物外治法

（一）针刺

处方 294

主穴：太冲、合谷、上巨虚、下巨虚、足三里。配穴：内庭、三阴交、百会、外关。主穴及配穴取双侧（百会穴除外）。

【操作】穴位常规消毒，选取直径 0.25mm×40mm 的毫针，常规刺入诸穴，摇大针孔，施大幅度捻转泻法，然足三里取补法，小幅度捻转，留针 30 分钟，留针期间行针 1~2 次。10 天为 1 个疗程。

【适应证】胆管细胞癌脾阳虚衰证，症见右胁腹胀痛、食少纳呆。

【注意事项】避风寒、注意休息，畅情志，忌烟酒，节饮食。

【出处】《临床医药文献杂志》2018，5（6）

处方 295

取穴：表里取穴、十二经对冲取穴、三阴三阳关阖枢取穴、远端取穴为主。

【操作】足阳明胃经与手厥阴心经对冲，手少阴心经与足少阳胆经对冲。补泻手法以《针经指南》中捻转补泻为主，即捻针时拇指向前、示指向后为补，示指向前、拇指向后为泻。要求刺激量统一，行补法操作时，进针后留针候气 10 分钟捻转针体 6 次，留针 20 分钟，起针后按压针孔片刻；行泻法操作时，进针后留针候气 5 分钟，捻转针体 10 次，留针 20 分钟后起针不按压针孔。每周治疗 4 次，1 个月为一疗程。

【适应证】胆管细胞癌热毒炽盛伤脾见身目俱黄、黄色鲜明、右胁疼痛。

【出处】《上海针灸杂志》2019，38（2）：137-140.

（二）灸法

处方 296

疼痛区域。

【操作】冰片、曼陀罗、蟾酥、肉桂、生川乌、莪术、没药、白芷、樟脑、丁香、穿山甲（用其他药代替）、生半夏。上药水提 3 次后，浓缩成膏加凡士林、羊毛脂制成霜剂涂抹在疼痛区的皮肤上，并用点燃的清艾条放在自制艾灸盒内，置于涂有药膏的疼痛区域上熏灸，每次约 30 分钟，每天 2 次。

【适应证】胆管细胞癌脾阳虚衰证。

【注意事项】以皮肤温热发红为度，切忌烫伤皮肤；若艾灸部位烫伤或起疱立即停止，须注意防止感染。

【出处】《安徽中医学院学报》1999，18（5）：56-57.

处方 297

关元、气海穴。

【操作】患者仰卧位，以李时珍温灸纯艾条做成高度为 1cm 的艾炷，以鲜姜切片，片厚 0.3~0.5cm，用 30 号一寸毫针扎 10~15 个小孔后放于穴位上，将艾炷置放于姜片上，点燃艾炷施灸，待受术者觉烫时添加姜片 1 片继续施灸，待艾炷燃尽后更换艾炷继续治疗，每次施灸 3 壮。时间约为 30 分钟，隔日 1 次，1 个疗程共 10 次，1 个疗程结束后休息 10 天再进行下一疗程。

【适应证】胆管细胞癌脾阳虚衰证，症见右胁腹疼痛、神疲畏寒、肢软乏力、纳差少眠、大便溏薄。

【出处】《中西医结合肝病杂志》2019，29（1）：35-37.

🥣 处方 298

章门（右）、日月（右）、血海（双）、三阴交（双）、太冲（双）。

【操作】患者取仰卧位，暴露局部皮肤，医者首先进行热敏穴的探查，用点燃的艾条在穴位附近施行回旋灸，当患者感受到透热、扩热、传热、局部无热远部热等热敏现象时，该部位即为热敏穴；找到热敏穴后，医者再对该点持续施行温和灸，每次治疗以热敏现象消失为度。重复上述步骤，灸完所选穴位。每日 1 次，连续治疗 2 周。

【适应证】胆管细胞癌正虚邪盛证，右上腹疼痛明显。

【出处】《上海针灸杂志》2020，3（6）：692-696.

🥣 处方 299

神阙、水分、关元、双水道、双天枢、双足三里、双阴陵泉；艾灸片 11 个。

【操作】用艾灸仪直接治疗，共 30 分钟，1 天 1 次，7 天为 1 个疗程。

【适应证】胆管细胞癌寒湿郁滞证，右上腹可扪及包块，腹部胀满，纳少脘闷。

【出处】《中外医疗》2014，33（17）：33-36.

（三）推拿

🥣 处方 300

胸腹、上腹部、季肋、脊背、侧腹、背部。

【操作】肝郁气滞：点按侧胸腹，按上腹部，顺气，摩按季肋，脊背拿提，揉足三里。脾虚气弱：上腹摩按，分摩季肋，推侧腹，背部挤推，背部拳揉，揉足三里。

【适应证】胆管细胞癌伴有腹胀者。

【注意事项】推拿完以后，让患者不要立即离开治疗室，要稍微休息一下，观察患者有没有不良反应或者不适感；推拿过的部位，让患者注意保暖，不要再受凉，因为在手法操作的时候，局部的一些毛细血管皮肤都是扩张的，寒气、凉气容易进去；推拿过后不要立即洗澡，尤其是洗冷水澡，这样的话也容易使得寒气、寒邪进去。

【出处】吕明.《推拿学》中国医药科技出版社.

综合评按：胆管细胞癌发病比较隐匿，初期无症状，不易发觉，待出现症状时已是中晚期，生命有限。特别有些患者行支架引流术后，仍短时间内出现堵塞，给患者带来很大痛苦。中医外治法在提高患者生活质量、减轻痛苦、延长生命等方面有其优势。中药贴敷可直达病所，对于胆管细胞癌引起的疼痛有明显疗效，同时都起到抑制肿瘤生长的作用。中药灌肠通过肝肠循环，起到解毒退黄的作用。灸法能增强患者的免疫力，提升患者的生活质量。脐火治疗为脐疗范畴，脐是人体经脉的特殊部位，为任脉神阙穴所在，又为冲脉经过部位。任脉统全身之阴，督脉司周身阳气，任督经气相通，与冲脉一源三歧，内连五脏六腑，外合筋骨皮毛。脐火治疗可以起到祛除湿邪、振奋阳气、扶正固本、退黄的作用，通过火热及药物的刺激，激发潜能，使机体整体功能得到调整。

第二十二节　胆囊息肉

胆囊息肉是指胆囊壁向腔内呈息肉样突起的一类病变的总称，胆囊息肉在病理上有良性息肉和恶性息肉之分，以良性息肉更为多见。良性胆囊息肉又包括了胆固醇性息肉、炎症性息肉、腺瘤性息肉、腺肌增生和组织异位性息肉等。其中胆囊腺瘤性息肉是潜在的癌前病变。本病临床常见症状为右胁肋胀痛、口苦、恶心、干呕、厌食油腻，也有部分患者无明显症状。依据其临床表现，归属于中医学"胆胀""积聚"等病证范畴。

1. 临床诊断

大部分患者无不适表现，往往是在健康检查或人群普查时经腹部 B 超才偶然发现。有症状者最常见的症状为上腹部闷胀不适，一般不重，多可耐受。若病变位于胆囊颈部，可影响胆囊的排空，常餐后发生右上腹疼痛或绞痛，尤其在脂餐后。合并有胆囊结石或慢性胆囊炎者，腹痛较明显。罕见的症状有阻塞性黄疸、胆道出血、急性胆囊炎、胰腺炎等，与胆囊颈部的息肉阻塞胆囊管或息肉脱落嵌顿于壶腹部有关。

2. 中医分型

（1）肝郁气滞证　右胁或剑突下轻度疼痛，或间歇性隐痛，或绞痛，可牵扯至肩背部疼痛不适，遇怒加重，食欲不振，舌淡红，苔薄白，脉弦。

（2）肝胆湿热证　右胁或上腹部疼痛拒按，多向右肩部放射，口苦口黏，脘腹胀满，纳呆，恶心呕吐，舌红，苔黄腻，脉弦滑数。

（3）气滞血瘀证　右胁部刺痛，痛有定处拒按，口苦口干，胸闷纳呆，脘腹胀满，大便干结，面色晦暗，舌质紫暗，或舌边有瘀斑、瘀点，脉弦涩或沉细。

（4）痰湿中阻证　右胁灼痛，脘腹胀满，食少便溏，神疲倦怠，肢体乏力，少气懒言，头晕闷痛。舌质淡红，舌体胖大，苔白腻，脉濡。

（5）肝郁脾虚证　右胁胀痛，情志抑郁，纳呆食少，脘痞腹胀，身倦乏力，面色萎黄，大便溏泻。舌质淡有齿痕，苔白，脉沉弦。

一、药物外治法

（一）中药硬膏热贴敷

🥣 处方 301

金钱草 30g，海金沙 30g，鸡内金 30g，鳖甲 15g，砂仁 5g，川楝子 6g，预知子 10g，娑罗子 10g，马鞭草 10g，莪术 15g，熊胆粉 0.3g（分冲），代代花 10g，拳参 20g，昆布 10g，海藻 10g，清半夏 10g，半枝莲 15g，炒白术 30g，鸦胆子 15g，木鳖子 1g。

【用法】上药研碎为末，用蜂蜜调和呈糊状，均匀摊涂于硬布备用。备齐用物，携至床旁，做好解释，核对医嘱。取适当体位，暴露胆囊区，注意保暖。擦洗皮肤上的贴药痕迹，观察皮肤情况及用药效果。选择大小合适的膏药，剪去膏药周边四角，将膏药背面于酒精灯上加温，使之烊化。

敷药前用手背试温，以患者能耐受为宜，防止烫伤。感觉不烫时，贴于治疗部位，用胶布固定。胶布过敏者可用纸胶贴固定。

【适应证】胆囊息肉痰湿中阻证。

【注意事项】避免局部潮湿、受压。活动时注意动作不宜过大，防止膏药脱落。局部如出现皮肤瘙痒不适及时告知，及时处理。

【出处】贾一江，庞国明，府强.《当代中药外治临床大全》中国中医药出版社.

（二）中药离子导入

处方 302

柴胡 15g，白芍 20g，金钱草 15g，郁金 15g，鸡内金 15g，白术 15g，黄芪 15g，三七 5g，香附 15g，蒲公英 15g，海螵蛸 20g，甘草 5g。

【用法】上药浓煎 100mL。取适当体位，暴露胆囊区，检查局部皮肤。将衬垫吸湿药物置患处，根据导入药物的极性选择电板，带负离子的药物衬垫放上负极板（黑色导线），带正离子的药物衬垫上放上正极板（红色导线）。隔上塑料薄膜，用沙袋加压固定，必要时绷带包扎固定，检查输出端电位调节器是否至"0"，再接通电源，根据治疗部位调节电流量，治疗15~20 分钟。儿童不宜超过 10~15 分钟。结束时，先将输出电位调节器调至"0"后关电源。拆去衬垫，擦净皮肤，协助患者取舒适体位。

【适应证】胆囊息肉肝郁气滞证。

【注意事项】开关电流及调整电流应缓慢，避免产生过强刺激电流。治疗过程中不能离开患者，随时观察患者的反应及时调节合适的电流量，注意控制电流谨防电灼伤；检查治疗部位皮肤感觉有无异常、破损，如患者局部皮肤出现瘙痒、皮疹等皮肤过敏症状，可用皮炎平霜外涂局部，禁止搔抓。如果发生直流电灼伤，局部涂 2% 龙胆紫或湿润烧伤膏，注意预防感染。通电开始时，电位器要从"0"位开始，缓慢调增到预定的电流强度。一般局部电流不超过 40mA，全身电流量不超过 60mA，小部位电流量不超过 10mA，面部电流量不超过 5mA。治疗结束时，也要将电位器逐渐调至"0"位才关闭开关，以免患者受到突然通、断电的电击感。

【出处】贾一江，庞国明，府强.《当代中药外治临床大全》中国中医药

出版社 .

二、非药物外治法

（一）金针疗法

处方 303

腹正中线胸骨柄至肚脐眼间距等四分之上一分和下三分交接处；胸椎第九节。

【操作】①患者取仰卧位平卧，充分暴露腹部，选取腹正中线胸骨柄至肚脐眼间距等四分之上一分和下三分交接处。②患者取俯卧位平卧，充分暴露后背、腰部，选取胸椎第九节。每日选取一穴，交替进针，根据体型胖瘦，金针直刺 1~3cm。医者一手用止血钳夹 95% 酒精棉球点燃，烧金针柄。另一手示指中指夹住金针体，感到手指发烫时撤火吹灭。每次 40 分钟，每天 1 次，21 次为一疗程，一般 2~3 个疗程。

【适应证】胆囊息肉气滞血瘀证。

【注意事项】治疗期间以清淡饮食为主，忌寒凉和辛辣食物，忌洗澡、酒色、生气、动怒等。

【出处】《中国民族医药杂志》2018，24（12）：4-5.

（二）针刺

处方 304

主穴：肝俞、胆俞、胆囊、阳陵泉、太冲、阴陵泉、丰隆。

配穴：兼脾胃不和者加中脘、下脘、足三里；兼气虚者加气海、关元；兼肝郁胁肋痛者加期门、行间；兼湿重者加三阴交；兼便秘者加天枢、大横、曲池、合谷；兼脂肪肝者多加风市。双侧取穴。

【操作】普通针刺，留针 20 分钟，每周 1 次。同时注重中医整体观念，分别针刺背腹部任督二脉以调整人体小周天。

【适应证】胆囊息肉肝郁脾虚证。

【注意事项】针刺处尽量保持清洁干燥，避免伤口感染。凝血功能差者禁用。

【出处】《健康之路》2018，17（11）：310-311.

（三）推按运经仪

🥣 **处方 305**

胆囊点、右侧胆俞。

【操作】采用 HD-92-VB 型运经仪。治疗前准备：晨起空腹（可少量饮水），治疗前 15 分钟进食两个油煎鸡蛋及早餐。治疗体位：头低脚高左侧卧位。操作方法：治疗前先向患者介绍治疗的原理和方法，消除其恐惧心理，取得合作。检查确认推按运经仪的性能良好后，采用极板治疗方式，将电极板套用生理盐水浸湿，放置于所取穴位上用布带扎紧固定，调整电流，由小而大，逐步加强，以患者能够耐受为宜。治疗时间为每周 2 次，每次 30 分钟。

【适应证】胆囊息肉肝胆湿热证。

【注意事项】注意电流开关，以防电伤。

【出处】《中华中医药学刊》2010，28（1）：168-170.

（四）伸腰仰头法

🥣 **处方 306**

伸腰仰头法。

【操作】取坐位姿势，端正身体，腰部伸直，舌抵于上颚，怡神定气，然后向着太阳，缓缓地扬起头部，徐徐地以口将阳光之气吸入，同时缓缓地咽下，如此连续练习 30 次。整个导引过程中宜睁开眼睛进行练习。

【适应证】胆囊息肉肝郁脾虚证。

【出处】《诸病源候论》。

（五）侧卧吐纳法

🥣 **处方 307**

侧卧吐纳法。

【操作】先取左侧卧位，头侧枕于左手掌，左腿屈曲，右臂（向头部方向）、右腿尽量抻直，以口纳气，继而以鼻出气，36 次呼吸。然后换右侧卧位，操作同左侧卧位。

【适应证】胆囊息肉肝郁脾虚证。

【出处】《诸病源候论》。

（六）左按右举法

处方 308

左按右举法。

【操作】取端坐位或站立位均可，身正腰直，将左手按于右胁上，对右胁进行有规律的回旋按摩，与此同时右手上举，掌心向上，尽力向上托举，使右侧胸胁部位得到充分的抻拉。左手的按摩要有节律，要缓缓从局部逐渐向外延。按摩力度要轻柔，意想气透入于里。顺时针按摩 7 次，稍停顿，而后逆时针按摩 7 次。

【适应证】胆囊息肉肝郁脾虚证。

【出处】《诸病源候论》。

（七）正坐调息法

处方 309

正坐调息法。

【操作】取坐位，端正身体，面向东方，以鼻深吸纳气，意念引气至脐下丹田，憋住呼吸（尽可能时间长），而后缓缓匀细地呼气，如此练习导引 12 次。本导引的另一操作方法为：深吸气后，低头屏住呼吸，使气充斥于腹部，然后慢慢呼出，这种操作方法可以消除饮食食积。本方法比较注重腹式呼吸的练习，首先吸气时可以使横膈肌有节律的下降，将腹内脏器向下推动；呼气时则横膈肌上升，腹内脏器缓缓地向上，如此一上一下的往返运动，对腹内脏器起到了良好的按摩作用。

【适应证】胆囊息肉肝郁脾虚证。

【出处】《诸病源候论》。

（八）展臂仰掌法

处方 310

展臂仰掌法。

【操作】取坐位，端正身体，伸展腰部，使上身中正。然后向上伸直两臂，掌心朝上，尽量向头上方托举，同时以鼻深深地吸纳清气，吸至极度时，口鼻俱闭，不使息出，达到自己的极限时，再缓缓地从鼻中呼气，如此则为一息，连续习练七息。此导引法在很大力度上伸展人体的上半身，直腰背展两手，极力托举，都可以很好地舒展少阳经脉的气机，从胸至腰部，上中下三焦之气得以疏通，气机运行更为舒畅。

【适应证】胆囊息肉肝郁脾虚证。

【出处】《诸病源候论》。

（九）张腹吸腹法

处方 311

张腹吸腹法。

【操作】取仰卧位，去枕头平躺，手臂（向头部方向）、下肢伸直，闭眼合口，尽力地扩张抻拉腹部并伸展两足，以鼻缓缓呼吸两次。然后快速以腹部吸气，同时两手两臂与两下肢举起，背部离席。然后慢慢自然呼气，上身及上下肢回复原状，如此反复数次。此节导引较为重视腹部的锻炼。取仰卧位，在导引过程中加上两足以及背部的配合，有意地突出腹部的活动，使腹部的活动量加大。

【适应证】胆囊息肉肝郁脾虚证。

【出处】《诸病源候论》。

综合评按：西医学治疗胆囊息肉局限于手术及对症治疗，而临床上大多数的胆囊息肉可不必行胆囊切除术，临床灵活应用中医外治治疗胆囊息肉疗效可观，有较大的研究空间。中医药治疗本病存在着其他疗法不可取代的优势，无创伤性、避免术后并发症、减轻患者心理负担及经济负担等。中药硬膏热敷直接作用于皮肤和腧穴经络，将药物通过皮肤直到经脉，具有内外一贯之妙。中药离子导入则在此基础上加强了局部刺激，引药内行，增强疗效。民族疗法金针与传统针灸有相似之处，取穴多循肝胆经部位。推按运经仪则是将现代技术与中医理论相结合，与时俱进，疗效较好。古代导引吐纳法，其实质就是对人体形气神的锻炼和调控，尤其是以神为主导，在导引吐纳中意识的运用贯穿始终，即做到精神放松、神意相合、神注庄中、气随庄动，以达到防治胆囊息肉的目的。

第二十三节　胆道蛔虫症

胆道蛔虫症是指原来寄生在空、回肠的蛔虫经十二指肠钻入胆道，引起胆道口奥狄括约肌痉挛而发生腹部阵发性绞痛，称为胆道蛔虫症。归属于中医学"胁痛""腹痛"等范畴。主要病因有饮食不节、环境因素。

1. 临床诊断

（1）发作时剑突下阵发性"钻顶样"剧痛病史，剑突下偏右轻压痛，具有相应体征与临床症状严重程度不相称的特点。

（2）钻入胆道的蛔虫容易死亡，阵发性剧痛多可消失，而临床上常表现为腹部持续性胀痛或闷胀不适。

（3）有支持本病诊断的依据，B 超显示胆管扩张，其内有双线状强回声带。或上消化道钡餐检查见十二指肠内有蛔虫影，并见管状透明阴影。或大便镜检找到蛔虫卵。

2. 中医分型

（1）蛔滞型　阵发性钻顶痛，痛有休止，四肢厥冷，腹痛喜按，脉弦紧，舌苔薄白。

（2）蛔热型　寒战发热，口苦咽干，恶心呕吐，不思饮食，黄疸，便秘，尿少色黄，舌质红，苔黄腻，脉弦滑或滑数。

（3）蛔火型　高热，口干唇燥，面目红赤，舌苔黄干，舌质红绛或紫，有瘀斑，脉弦数或细弱欲绝，甚至神昏谵语，腹痛持续不止、范围增大，压痛，拒按甚或腹肌强直有包块，大便燥结，小便黄赤。

（4）蛔隐型　临床症状已消退，但 B 超示蛔虫仍留在胆道内。

一、药物外治法

（一）中药透皮疗法

🥣 **处方 312**

乌梅 20g，使君子 20g，槟榔 15g，干姜 10g，细辛 4g，花椒 5g，黄连 10g，黄柏 10g，白术 10g，茯苓 10g，延胡索 15g，川楝子 15g。

【用法】上方药物共研细末，装瓶备用，每次 3g，用米醋 3mL 加消肿止痛液调成糊状，湿贴神阙穴，疗程 1 周。

【适应证】胆道蛔虫症蛔滞型。

【注意事项】如出现皮肤发红，起丘疹、水疱、瘙痒、糜烂时立即停止用药，局部涂用抗过敏药物。

【出处】《家庭中医药》2019，（6）：60–61.

（二）穴位敷药

🥣 **处方 313**

药物：生苦楝树叶 250g，生青蒿 200g。

取穴：胆道蛔虫穴、胆俞、胆囊穴。

【用法】将生苦楝树叶、生青蒿共捣如泥，用铁锅或瓦锅炒热至 20~30℃，然后用纱布包好，敷在 3 个穴位上，敷药时间 45~60 分钟，可反复间歇用药（即敷 45~60 分钟不见效者可把药取下，间歇 20 分钟后，再将药敷上），直至蛔虫退出胆道为止。

【适应证】胆道蛔虫症蛔火型。

【注意事项】注意敷药的温度，以防止烫伤。

【出处】《新中医》1997，（2）：22.

（三）脐熨疗法

🥣 **处方 314**

蒜姜醋泥：生姜 10g，蒜（独头蒜）10g，醋 5g。

【用法】用研钵将生姜、去皮蒜捣碎加醋成泥，垫八层纱布敷于脐窝上，必要时用热水袋加温。

【适应证】胆道蛔虫症蛔隐型。

【注意事项】注意温度，小心烫伤。

【出处】《河北医药》1997，3（2）：16.

（四）穴位注射

处方 315

药物：山莨菪碱、异丙嗪。取穴：双侧足三里。

【操作】采用山莨菪碱针 10mg 加异丙嗪 50mg 及注射用水 5mL 注入双侧足三里穴（用 6~7 号注射针头，刺入穴位行提插手法，得气后注射）。

【适应证】胆道蛔虫症蛔滞型。

【出处】《中国民间疗法》2007，（4）：16–17.

处方 316

药物：丹参注射液。取穴：足三里、胆俞。

【操作】对选好的穴位进行严格消毒，然后用 10mL 一次性无菌注射器抽取复方丹参注射液 6mL，在无菌操作下将针刺入穴位，足三里约 1.5 寸，胆俞约 5mm，轻微提插捻转，使局部产生酸、麻、胀、痛感后回抽无血、再缓慢注射药液，足三里每次注入 2mL，胆俞每次 1mL，拔针后，对穴位进行揉摩推按 1~2 分钟，以助药物吸收及减轻注射后的胀痛感，每日 2 次。

【适应证】胆道蛔虫症蛔热型。

【注意事项】操作者应严格按照操作流程，以防出现交叉感染。

【出处】《福建中医药》1999，30（2）：28–29.

处方 317

药物：$VitK_1$。耳穴：十二指肠、肝胆。体穴：足三里。

【操作】$VitK_1$ 0.1~0.2mL 每侧耳针注射；$VitK_1$ 0.5mg 足三里穴注射，每日 3~4 次。

【适应证】胆道蛔虫症蛔热型。

【注意事项】注射部位出现硬结或感染等立即停止注射。

【出处】《福建中医药》1995，26（1）：31–32.

🜍 处方 318

药物：阿托品。取穴：中脘、足三里。

【操作】中脘穴注射阿托品 0.5~1mg，右侧足三里穴注射苯巴比妥 0.1g。治疗后 30~60 分钟做 B 超追踪观察。

【适应证】胆道蛔虫症蛔滞型。

【注意事项】先定位好穴位，与患者多交流，转移注意力，防止因紧张而晕针。

【出处】《陕西中医》1994，15（9）：417.

🜍 处方 319

药物：维生素 K_3。取穴：胆囊穴。

【操作】采用胆囊穴注射维生素 $K_3$4mg，常规消毒皮肤后，与皮肤垂直进针至针头的 2/3，上下提插，使患者产生胀困感，回抽注射器柄无回血，将药液缓慢全部注入。此法隔两日 1 次。

【适应证】胆道蛔虫症蛔滞型。

【出处】《全科口腔医学电子杂志》2020，7（2）：90.

二、非药物外治法

（一）针刺

🜍 处方 320

迎香（双侧）、四白（双侧）。

【操作】用 1.5 寸长毫针，从迎香向四白透刺，施以平补平泻手法，留针 30 分钟，每隔 10 分钟行针 1 次。

【适应证】胆道蛔虫症蛔热型。

【注意事项】针刺处尽量保持清洁干燥，避免伤口感染。凝血功能差者禁用。

【出处】《吉林中医药》2011，31（10）：1009–1010.

处方 321

主穴：至阳、胆俞、肝俞、阳陵泉（右）、足三里（右）；配穴：内关（右）、中脘。

【操作】根据患者体质和病情轻重情况，针刺主穴、配穴 2~4 个，均采用快速进针，行强刺激手法，持续行针 2~3 分钟，待疼痛有所缓解后，留针 30 分钟，期间根据 B 超观察间断行针，必要时次日再予治疗。

【适应证】胆道蛔虫症蛔隐型。

【注意事项】针刺处尽量保持清洁干燥，避免伤口感染。凝血功能差者禁用。

【出处】《上海针灸杂志》2004，23（10）：25.

处方 322

灵台。

【操作】患者坐位，双臂下垂，沿其左右肩胛骨下缘划一联线，线过脊椎第六胸椎棘突下为灵台穴，进针时，针与皮肤呈 30°~50° 角，进针约 4~5cm，然后用胶布固定针柄，留针 12~24 小时。

【适应证】胆道蛔虫症蛔隐型。

【注意事项】操作者应做好消毒，防止交叉感染。

【出处】《光明中医》1999，14（82）：46-47.

（二）针刺合拔罐

处方 323

华佗夹脊穴，胆囊穴。

【操作】令胆绞痛发作患者取坐姿，背对医生。医生在患者背部取华佗夹脊穴右侧线胆囊水平上下可找到一疼痛敏感点，以 2 寸毫针向椎骨之内下斜刺，得气后留针，并加拔大号火罐 1 只，同时在右下肢外侧阳陵泉下 1 寸之胆囊穴以 2 寸毫针直刺，得气后留针，两者同时留置 20 分钟后起针罐。

【适应证】胆道蛔虫症蛔滞型。

【注意事项】注意施针时周围环境，保持干净、整洁。

【出处】《实用中医内科杂志》2004，18（1）：76.

（三）电针合艾灸

处方 324

肝俞、胆俞、日月、期门、阳陵泉。

【操作】针刺得气后，接 G6805 电针仪，用连续波、疏密波、断续波各刺激 10 分钟，电流强度从弱至强以能耐受为度。针毕取近端肝俞、胆俞、日月、期门 4 穴施艾条温和灸 30 分钟。

【适应证】胆道蛔虫症蛔滞型。

【注意事项】嘱患者放松心情，以防止晕针。

【出处】《针刺研究》1999，（1）：64-65.

（四）耳疗

处方 325

耳穴：肝（针尖向胰胆）、胆（针尖向肝）、十二指肠、大肠、交感、神门、皮质下、耳迷根。

【操作】常规消毒耳穴，用消毒镊子将颗粒式皮内针刺入上述各穴，用医用胶布固定针尾。将针保留 3 天，左右耳交替，治疗 6 天休息 1 天。2 周为 1 个疗程。

【适应证】胆道蛔虫症蛔滞型。

【注意事项】患者在过饥、过饱、醉酒、过度紧张之后或精神极度紧张、严重贫血、体质极度虚弱时，均不宜立即用耳针治疗，以防发生晕针。孕妇、妊娠 5 个月以前不宜进行耳针治疗，5~9 个月的孕妇不宜针刺内生殖器、盆腔内分泌等穴，以免发生流产、早产。对有习惯性流产的孕妇，整个妊娠期都不宜用耳针治疗。对于老年患者，有动脉硬化、高血压病者，针刺前应休息半小时，针刺后注意观察，以防发生意外。耳部有炎症或冻伤破溃应禁针，以防炎症扩散，如必须针刺，应避开损伤部位。

【出处】《上海针灸杂志》2004，23（12）：29.

处方 326

耳穴：右侧胰胆、十二指肠。

【操作】用酒精棉球局部消毒，左手固定耳郭，右手持 0.5 寸毫针，垂直进针，深达软骨（当针刺上述两穴时患者多感右耳胀痛），然后用胶布将针柄贴固定在耳郭上，留针 10 小时。

【适应证】胆道蛔虫症蛔热型。

【注意事项】贴压耳穴应注意防水，以免脱落；夏天易出汗，贴压耳穴不宜过多，时间不宜过长，以防胶布潮湿或皮肤感染；耳郭皮肤有炎症或冻伤者不宜采用；对过度饥饿、疲劳、精神高度紧张、年老体弱、孕妇按压宜轻，急性疼痛性病症宜重手法强刺激；习惯性流产者慎用。

【出处】《哈尔滨医药》2004，24（6）：51.

处方 327

耳穴：肝、胆、神门、胃、十二指肠、交感。

体穴：双侧内关、太冲、阳陵泉穴。

【操作】将活血膏剪成 0.6cm×0.6cm 的方块，中间置王不留行籽一粒，贴压耳穴。每天按压 4 次，每次每穴按压 30 次，留用耳穴 3 天。

针刺双侧内关、太冲、阳陵泉穴，留针 30 分钟，隔 5 分钟行针一次。如疼痛复发者在太冲穴留针 24 小时，用胶布固定，间隔 2 小时按压针柄 20 次。

【适应证】胆道蛔虫症蛔火型。

【出处】《中国临床医生》2000，28（7）：39.

处方 328

耳穴：肝、胆、胰、脾、神门、皮质下、内分泌、眼。

【操作】用 0.6mm^2 胶布黏磁珠 1 粒（直径为 1.5mm，武汉长江水电科研院实验工厂生产）贴在上述一侧耳穴上，隔 1 天后换贴对侧耳穴，如此循环，每日饭后按压磁珠 15 分钟，10 次为 1 个疗程，未愈者休息 5 天后继续第 2 个疗程。

【适应证】胆道蛔虫症蛔热型。

【注意事项】注意观察患者耳郭皮肤的颜色以防止过敏、溃烂。

【出处】《江西中医药》1994，25（1）：45.

（四）耳疗合穴位埋线

处方 329

耳穴：右耳取肝、胆穴，左耳取十二指肠、耳迷根穴。

体穴：上脘、中脘、下脘、梁门、肝俞、胆俞。

【操作】耳穴电针：针刺深度以穿破软骨而不透过对侧皮肤为宜。电针（G6805-2A 治疗仪）疏密波，中强度刺激以能忍受为度，时间 20 分钟。每天 1 次，10 天为一疗程。

体穴埋线：常规消毒局部皮肤，镊取一段 1.5cm 长已消毒的 1 号羊肠线，放置在 12 号腰椎穿刺针管的前端，后接针芯（将针芯前端磨平），左手拇、示指固定进针部位皮肤，右手持针，刺入皮肤至所需要的深度；出现针感后，边推针芯，边退针管，将羊肠线埋植在穴位的皮下组织或肌层内，针孔处敷盖消毒纱布。

【适应证】胆道蛔虫症蛔火型。

【出处】《实用中医内科杂志》1999，3（4）：67.

（五）耳疗合体针

处方 330

耳穴：神门、交感、胰胆区、胃、大小肠。

体穴：内庭、足三里、中脘、上脘、鸠尾、"退蛔四穴"。

【操作】患者取仰卧位，腹肌放松，穴位局部常规消毒。耳穴取神门、交感、胰胆区、胃、大小肠，用 5 分毫针沿表皮下软骨面 15° 角，快速、准确进针，针感要强烈。体穴取内庭、足三里、中脘、上脘、鸠尾、"退蛔四穴"（取穴时以鸠尾为准，向右沿肋骨弓缘每 1 寸为 1 穴，计 4 寸 4 穴）。针刺内庭，当针下得气，患者有感觉时，让患者做深呼吸，即医生持针捻转，患者产生强烈针感之际，令患者深吸气慢吐气。这样反复 3~5 次，症状减轻，疼痛明显缓解。接着针刺足三里、中脘、上脘、鸠尾和"退蛔四穴"，手法力求准确、快速，适当强刺激，并留针 3~4 小时。留针过程中，每隔 20~30 分钟捻转行针 1 次。适当延长留针时间并反复捻转行针，以达到止痛、解痉。在针刺同时配合红外线、神灯、频谱仪照射上腹部或胆囊区效果更好。

【适应证】适用于胆道蛔虫症蛔滞型。

【注意事项】耳郭皮肤有炎症或冻伤者不宜采用；对过度饥饿、疲劳、精神高度紧张、年老体弱、孕妇按压宜轻，急性疼痛性病症宜重手法强刺激；习惯性流产者慎用；凝血功能差者禁用；针刺处尽量保持清洁干燥，避感染。

【出处】《中国针灸》1997，（2）：81-82.

（六）推按运经仪

处方 331

肩井、章门、阳陵泉。

【操作】采用推按运经仪，输出尖杂脉冲波，频率Ⅰ为 80 次 / 分钟，Ⅱ为 160 次 / 分钟，Ⅲ为 320 次 / 分钟。当日治疗前晨间禁饮水，需空腹，治疗时先口服 33% 硫酸镁 30~40mL，5 分钟后服 0.5% 稀盐酸 30mL，再隔 5 分钟进食 2 个油煎鸡蛋，脂餐后 15 分钟开始治疗。取平卧位，第 1~3 天每天 1 次，采用程序电极，取穴肩井、章门、阳陵泉，选择频率Ⅲ，时间共 21 分钟，电流强度以局部组织产生明显收缩及酸麻感放射至手指、脚趾为准，第 4 次起，以后都采用普通电极，负电极置于日月穴，正电极置于章门穴，频率选择Ⅰ，输出强度以局部组织产生明显收缩至最大耐受量（一般为 50~70mA）。每次治疗 30 分钟，隔一天 1 次，10 次为一疗程。

【适应证】胆道蛔虫症蛔滞型。

【出处】《河北中西医结合杂志》1999，8（6）：918.

（七）体外按摩

处方 332

胆囊区。

【操作】在按摩前肌注阿托品 0.5mg，10 分钟后，嘱患者平卧，放松腹部肌内，取胆囊区（右锁骨中线与肋弓交点），涂上医用液体石蜡，用右手拇指指腹用力按摩 5~6 次后，沿肋缘向上逐渐加力推压至剑突，再往下至肚脐反复按摩 5~6 分钟为 1 个疗程。

【适应证】胆道蛔虫症蛔滞型。

【注意事项】在按摩过程中患者如上腹痛加剧，心窝部钻顶样疼痛，提示胆道蛔虫受胆汁压力变化刺激而活动，嘱患者应继续放松腹部肌肉，术者应继续体外腹部按摩，如患者腹痛突然消失，则表示蛔虫可能退出胆道。

【出处】《福建中医药》2001，32（3），44–45.

处方 333

右侧肩胛下角。

【操作】患者取坐位，双肩自然下垂。术者以右手拇指腹压迫患者的右侧肩胛下角，待酸胀感出现后持续压迫 1~3 分钟或稍加按摩，每日 1 次。

【适应证】胆道蛔虫症蛔滞型。

【出处】《中级医刊》1982，（5）：23.

（八）穴位按摩

处方 334

下廉、梁门、足三里、承山穴（双侧）。

【操作】以右手拇指依顺序进行按压。每穴按压约 1 分钟左右，多数患者经按压 1 次，腹痛逐渐缓解，未缓解者可重复按压 1~2 次。

【适应证】胆道蛔虫症蛔滞型。

【出处】《湖南中医杂志》1994，10（5）：50.

处方 335

取穴：右侧督俞穴（或右侧第 6~7 胸椎旁的压痛点）、肝俞、胆囊穴。

【操作】患者端坐位，腰背伸直，术者立于患者背后，用右拇指按压督俞穴，并由肩胛内向外推压，用力以患者能忍受为度。此时嘱患者深呼吸 4~6 次，腹胀痛开始缓解，一般压 10~15 分钟，蛔虫可自行退出胆道，回到肠管内，疼痛消除，然后压肝俞和胆囊穴 3~5 分钟消炎止痛，观察 30~60 分钟。

【适应证】胆道蛔虫症蛔滞型。

【出处】《按摩与导引》2004，20（2）：26.

处方 336

痉胆穴（主穴）：右肩胛骨外 1/3 冈下 2cm；输胆穴：右季肋平面骶髂肌缘上，相当于第一腰椎棘突右侧旁开 6cm（三横上指）。

【操作】患者面向椅子靠背坐下，两手握住椅子靠背，低头，暴露肩胛骨取穴；医生右手拇指压迫痉胆穴，拇指上下滑动，逐渐加大力量。医生左手拇指压迫输胆穴，拇指左右用力按压。按压时叫患者憋气，压 3~5 分钟即可。待休息 10 分钟后再压迫，如果症状完全解除，即停止按压，说明患者已愈。

【适应证】胆道蛔虫症蛔滞型。

【出处】《按摩与导引》2004，20（2）：26.

处方 337

肝俞、胆俞。

【操作】用右手拇指在上述穴位处按压 1 分钟，然后沿脊柱方向作左右弹拨 1~5 分钟，先轻后重。右上腹疼痛多可立刻缓解，少数未缓解者，按上述方法再按压弹拨 1 次。

【适应证】胆道蛔虫伴有疼痛者。

【注意事项】注意手法的轻重，应根据不同患者的耐受度进行选择。

【出处】《针灸临床杂志》1998，14（12）：42.

处方 338

双侧合谷。

【操作】施术者面对患者，双手握住患者两手，各以拇指端压住患者合谷穴，不断施用旋转力，逐步加压，由轻到重，压力大小以患者能忍受为度，持续 4~5 分钟，则绞痛常可即时缓解。以后每 20~30 分钟压迫一次，连续用 2~3 小时，可维持疗效。

【适应证】胆道蛔虫症蛔隐型。

【出处】《按摩与导引》2004，20（2）：26.

（九）直流电治疗

🥣 **处方 339**

胆俞穴、墨菲点、足三里穴。

【操作】采用 ZGL-I 型直流感应电疗机，两个手柄电极分别置于右上腹墨菲点和背部胆俞穴，先通感应电，频率 50~60 次 / 分，以患者耐受为限，3~5 分钟；然后通直流电，阳极置墨菲点，阴极置胆俞穴，频率 70~80 次 / 分，电流强度 20~25mA，3~4 分钟；最后将阴极置足三里穴，阳极在墨菲点由上向下反复滑动 3 分钟。

【适应证】胆道蛔虫症蛔滞型。

【出处】《中华理疗杂志》1994，17（2）：99.

（十）赤医针

🥣 **处方 340**

胸椎七、八椎之间的正中点。

【操作】患者取端坐位，头向下倾，双手置于胸前。循胸椎七、八椎之间的正中点为针刺部位。常规皮肤消毒后，针体垂直刺于皮下，再转针柄向上（与皮肤约呈 10° 角），捻转进针 1.5~2.5 寸。针柄处垫以消毒棉花，并以胶布固定。视病情与体质留针 30 分钟至 24 小时。

【适应证】胆道蛔虫症蛔火型。

【注意事项】针刺处尽量保持清洁干燥，避免伤口感染。凝血功能差者禁用。

【出处】《福建医药杂志》1980，（6）：5.

综合评按：中医外治可有效缓解胆道蛔虫症的症状，但有些疗法只是将蛔虫逼入肠道内，如果要排出体外，仍需要配合驱虫药口服。中药透皮技术及穴位敷药所用药物与常用乌梅丸等相符，诱导蛔虫外出。针刺经典穴位为迎香透四白，可配合电针增强刺激，还可与耳疗相结合。耳疗可选取压豆、埋线及磁珠等多种方式。穴位注射多选用山莨菪碱、丹参针等解痉止痛、活血化瘀药物，诱导蛔虫退出胆道。推按运经仪、体外按摩及穴位按摩、电兴奋所选部位多在胆囊区，运用仪器或手法刺激减轻症状。在日常生活中，花椒为药食两用的典范，在治疗胆道蛔虫症上疗效显著。预防胆道蛔虫重在养成良好的卫生习惯，避免病从口入。

《当代中医外治临床丛书》
参编单位

总主编单位

河南大学中医药研究院　　　　　　中华中医药学会慢病管理分会

开封市中医院　　　　　　　　　　海南省中医院

北京中医药大学深圳医院

副总主编单位（排名不分先后）

北京中医药大学　　　　　　　　　南京中医药大学

山东中医药大学　　　　　　　　　河南大学中医院

黑龙江中医药大学　　　　　　　　辽宁中医药大学

四川省第二中医医院　　　　　　　浙江省义乌市中医医院

南阳理工学院张仲景国医国药学院　湖北省英山县人民医院

河南省中医糖尿病医院　　　　　　江西省高安市中医院

河南省长垣中西医结合医院　　　　甘肃省兰州市中医医院

甘肃省兰州市西固区中医院　　　　河南省开封市儿童医院

河北省馆陶县中医院　　　　　　　湖北省咸宁市中医院

湖北省武穴市中医院　　　　　　　中日友好医院

编委单位（排名不分先后）

河南省中医院　　　　　　　　　　河南省开封市第五人民医院

南阳理工学院张仲景国医国药学院　河南省郑州市中医院

开封市中医糖尿病医院　　　　　　河南省项城市中医院

广东省深圳市妇幼保健院　　　　　河南省荥阳市中医院

山东省聊城市中医院

中国人民解放军陆军第83集团军医院

甘肃省兰州市西固区中医院

成都中医药大学

江苏省扬州市中医院

江苏省盐城市中医院

江苏省镇江市中医院

河北省石家庄市中医院

河南省三门峡市中医院

河南省三门峡市颐享糖尿病研究所

河南省安阳市中西医结合医院

河南省林州市人民医院

广州中医药大学顺德医院附属均安医院

河南省南阳市中医院

河南省南阳名仁医院

河南省骨科医院

河南省濮阳市中医院

四川省南部县中医院

贵州省福泉市中医院

浙江省义乌市中医医院

海南省三亚市中医院

黑龙江省安达市中医医院

湖北省天门市中医医院

湖北省老河口市中医医院

深圳市罗湖区中医院